本書の使い方

本書は、各都道府県が毎年１回実施している毒物劇物取扱者試験のうち、関西地区と中部地区で実施された**一般試験**の問題をまとめたものです。

※試験問題のうち、①**毒物及び劇物に関する法規**、②**基礎化学**の問題については、農業用品目試験及び特定品目試験で出題されているものと共通になります。

収録している地域と試験の実施時期は次のとおりです。

地域／実施時期	関西広域連合（大阪/滋賀/京都/兵庫/和歌山/徳島）	愛知県	静岡県	三重県	岐阜県	奈良県
令和４年度	○	○	○	○	○	—
令和３年度	○	○	○	—	—	○
令和２年度	○	—	—	—	—	—

合計10回分の試験問題と解答及び弊社編集部で作成した解説を収録しています。

試験問題の構成パターンは、各都道府県により主に次の２通りに分類されます。

タイプⅠ	タイプⅡ
１．毒物及び劇物に関する法規	１．毒物及び劇物に関する法規
２．基礎化学	２．基礎化学
３．毒物及び劇物の性質及び貯蔵その他の取扱い方法	３．実地（性質・貯蔵・取扱い方法含む）
４．実地	——

本書では、試験問題を次の３つに区分して収録しています。

〔毒物及び劇物に関する法規〕〔基礎化学〕〔実地（性質・貯蔵・取扱い方法等）〕

タイプⅠの場合は、３と４をまとめて〔**実地**〕としています。また、問題については出題形式などを一部変更し、編集している箇所もあるため、実際の問題番号とは異なる場合があります。

問題の後には正解と、弊社作成の解説を掲載しています。わからなかった問題や間違ってしまった問題は解説を参考に**繰り返し**解いていくと、苦手部分を集中的に勉強することができ、より内容を覚えやすくなります。

各問題の左端に付いている ☑ は、正しく答えることができたかどうかのチェックマーク等にご活用ください。

本書では特にただし書きがない場合、解説の法令名を次のように略しています。

毒物及び劇物取締法	取締法
毒物及び劇物取締法施行令	施行令
毒物及び劇物取締法施行規則	施行規則
毒物及び劇物指定令	指定令

〔毒物及び劇物に関する法規〕の解説については、条文の穴埋め等、特筆すべき事項がない問題に関しては、該当する条項のみを記載しています。

なお、問題文の末尾に［改］と入っている問題は、**法改正**や**学習指導要領の改訂**に応じて、弊社で内容を現行に沿って改めたものとなっています。

本書の解説に加えて、更に内容を深く掘り下げて勉強したい方には、テキストタイプの**「毒物劇物取扱者 短期合格テキスト」**（定価2,000円）を一緒にご利用いただくことをお勧めします。

この書籍は本書と同様に**〔毒物及び劇物に関する法規〕**、**〔基礎化学〕**、**〔実地（性質・貯蔵・取扱方法等）〕**の３つの章で構成されています。

各章ごとに細かく項目を分け、その項目毎にテキストと練習問題を掲載しているので、短期間で集中的に学習したい方や、初めて受験される方にもわかりやすいような内容となっています。

試験問題は、**各都道府県ごとに傾向や特色**があります。弊社ではHP上に全都道府県の過去問題と解答のみのデータを各５年分ずつ掲載しています。また、スマートフォンアプリを使用した無料追加コンテンツも公開しています。詳しい内容は巻末のお知らせをご覧ください。

利用される際には、下記のIDとパスワードが必要です。パスワードの有効期限は次年度版が発刊されるまでとなりますので、ご注意ください。

ID	dokugeki
パスワード	to:ne2023_r5

※公論出版ホームページのトップページにある「過去出題問題」から「毒物劇物取扱者 過去実施問題」を選択し、上記IDとパスワードを入力してください。

※ログイン時にエラーが発生した場合は、ブラウザを変えるなどして、再度ログインしてください。ログインエラーによる個別対応は行っておりませんので、あらかじめご了承ください。

※問題と解答については試験当時のまま掲載をしていますので、最新の法令と異なる場合があります。また、解説については付属しておりません。

令和５年１月　毒物劇物取扱者試験　編集部

● よくあるご質問 ●

Q　受験する都道府県以外の問題を解きたい

A　購入特典の過去問題（詳細は前ページ）をご利用いただくか、本書の姉妹本である**「毒物劇物取扱者試験 問題集」シリーズ**をご活用ください。

書籍名	収録都道府県
北海道＆東日本編	北海道、東北地方（青森／岩手／宮城／秋田／山形／福島）、新潟県、長野県、富山県
関東編	東京都、神奈川県、埼玉県、千葉県、群馬県、栃木県、茨城県
関西＆中部編	関西広域連合（大阪／兵庫／京都／滋賀／和歌山／徳島）、愛知県、静岡県、三重県、岐阜県、奈良県
九州＆中国編	九州地方（福岡／佐賀／長崎／熊本／大分／宮崎／鹿児島／沖縄）、中国地方（広島／山口／岡山／島根／鳥取）、香川県
農業用品目編	北海道、東北地方、新潟県、富山県、愛知県、関西広域連合、中国地方、九州地方、項目別全国出題問題 ※「実地問題」のみ収録。一般試験と共通である「毒物及び劇物に関する法規」、「基礎化学」は収録しておりません。ご注意ください。

※発刊時期や価格、収録年度などの詳細は、弊社ホームページでご確認ください。

Q　受験する都道府県の問題が掲載されていない

A　受験地の試験問題の傾向や特色、出題形式の対策については、**購入特典の過去問題をご参照**ください。よく出る問題の対策については、本書に掲載されている受験地域の問題を**練習問題としてご利用**いただくことを推奨しています。全国的にどこの地域でも出題される問題が多数あるため、受験する都道府県以外の問題を解くことでも十分に試験対策が可能です。

Q　書籍の内容について解説を読んでもわからないところや、間違いではないか？というところがある

A　本書の内容についてのお問い合わせは、フリーダイヤルのヘルプデスク（裏表紙参照）か、ホームページ上（アドレス **https://www.kouronpub.com**）の「お問い合わせ」をご活用ください。また、万が一本書の内容に訂正等が生じた場合も、ホームページでご案内いたします。

右の二次元コード、または"公論出版"で検索してご利用ください。

● 効率的な勉強方法 ●

弊社編集部では、担当者が本書の過去版をもとに勉強し、実際に毒物劇物取扱者試験を受験しました。合格した都道府県は次のとおりです。

都道府県	合格証発行	合格証番号
岩手県	H27/12/18	第17号
秋田県	H27/10/30	第000029号
茨城県	H27/9/8	第11970号
群馬県	H27/11/9	第9026号
千葉県	R4/9/8	第8334号
東京都	H27/8/4	第22795号
	H28/8/2	第23527号
	R4/8/10	第25621号
神奈川県	H27/7/13	第11457号

都道府県	合格証発行	合格証番号
新潟県	H27/11/24	第4143号
石川県	H28/2/29	第9368号
山梨県	H29/3/1	第3574号
奈良県	H28/3/4	第2534号
	H29/3/3	第2570号
滋賀県	H28/3/4	第3248号
高知県	H27/9/30	第1404号
福岡県	H27/9/4	第201183号

以下は実際に勉強し、受験にのぞんだ担当者の個人的な学習ポイントです。

◎その１　簡単な法規で点数をかせぐ

出題範囲はかなり絞られているため、点をとりやすい項目になります。

◎その２　基礎化学の計算問題はパターン化されている

主に高校の教科書程度の内容で出題されています。本書の編集にあたり、東京書籍、啓林館、実教出版等の高校化学の教科書を参考にしました。計算問題はパターン化されているため、新しいタイプの問題はあまりないようです。

◎その３　実地は狭い範囲で徹底的に覚える

出題頻度の高い毒物劇物から覚えることを推奨します。本書で出題数が多い物質ということは、全国でも多く出題されている傾向になるようです。

◎その４　受験地の過去問以外も勉強する

受験地の過去問だけで合格するのは、少し難しいでしょう。理由は、出題者側が過去に出題した問題を外して試験問題を作成するためです。過去問を繰り返し解くことも重要ですが、受験地の出題傾向を確認した上で他県の問題も勉強してみましょう。

目次　関西＆中部編

1 令和4年度（2022年） 関西広域連合

〔毒物及び劇物に関する法規〕

【1】次の条文に関する記述の正誤について、正しい組合せを1～5から一つ選べ。

A．法第1条では、「この法律は、毒物及び劇物について、保健衛生上の見地から必要な取締を行うことを目的とする。」とされている。

B．法第2条別表第1に掲げられている物であっても、別途政令で定める医薬品は毒物から除外される。

C．法第2条別表第2に掲げられている物であっても、医薬品及び医薬部外品は劇物から除外される。

D．毒物であって、法第2条別表第3に掲げられているものを含有する製剤は、すべて特定毒物から除外される。

	A	B	C	D
☐ 1．	誤	正	正	誤
2．	正	正	誤	誤
3．	正	誤	正	誤
4．	誤	正	誤	正
5．	正	誤	正	正

【2】特定毒物の取扱いに関する記述の正誤について、正しい組合せを1～5から一つ選べ。

A．毒物劇物製造業者は、石油精製業者に、ガソリンへの混入を目的とする四アルキル鉛を含有する製剤を譲渡することができる。

B．特定毒物研究者は、特定毒物を輸入することができる。

C．特定毒物使用者として特定毒物を使用する場合には、品目ごとにその主たる事業所の所在地の都道府県知事（指定都市の区域にある場合においては、指定都市の長）の許可を受けなければならない。

D．毒物劇物営業者、特定毒物研究者又は特定毒物使用者でなければ、特定毒物を所持してはならない。

	A	B	C	D
☐ 1．	正	正	誤	正
2．	正	誤	正	誤
3．	正	誤	誤	正
4．	正	正	正	誤
5．	誤	正	誤	誤

【3】次のうち、法第3条の3に規定する「興奮、幻覚又は麻酔の作用を有する毒物又は劇物（これらを含有する物を含む。）であって政令で定めるもの」に該当するものの組合せを1～5から一つ選べ。

A．クロロホルム

B．メタノールを含有する接着剤

C．酢酸エチルを含有するシンナー

D．トルエン

E．キシレンを含有する塗料

☐ 1．A、B、C　　2．A、B、E　　3．A、D、E
4．B、C、D　　5．C、D、E

【4】毒物又は劇物の販売業に関する記述の正誤について、正しい組合せを1～5から一つ選べ。

A．毒物又は劇物の販売業の登録を受けた者のみが、毒物又は劇物を販売することができる。

B．毒物又は劇物の販売業の登録の有効期間は、販売業の登録の種類に関係なく、6年である。

C．毒物又は劇物の一般販売業の登録を受けた者は、特定品目販売業の登録を受けなくとも、省令第4条の3で定める劇物を販売することができる。

D．毒物又は劇物を直接には取り扱わず、伝票処理のみの方法で販売又は授与しようとする場合でも、毒物又は劇物の販売業の登録を受けなければならない。

	A	B	C	D
☐ 1．	誤	正	正	正
2．	誤	正	誤	正
3．	正	正	正	正
4．	正	誤	正	誤
5．	正	誤	誤	正

【５】毒物又は劇物の製造業に関する記述の正誤について、正しい組合せを１～５から一つ選べ。

A．毒物又は劇物の製造業の登録は、製造所ごとに、その製造所の所在地の都道府県知事が行う。

B．毒物又は劇物の製造業者は、毒物又は劇物の製造のために特定毒物を使用してはならない。

C．毒物又は劇物の製造業者は、毒物又は劇物を自家消費する目的でその毒物又は劇物を輸入しようとするときは、毒物又は劇物の輸入業の登録を受けなくてもよい。

D．毒物の製造業者は、登録を受けた品目以外の毒物を製造したときは、30日以内に登録の変更を受けなければならない。

	A	B	C	D
☐ 1．	正	誤	正	正
2．	正	誤	正	誤
3．	誤	正	正	誤
4．	誤	誤	誤	正
5．	正	正	誤	正

【６】毒物劇物販売業者の登録を受けようとする者の店舗の設備、又はその者の登録基準に関する記述について、正しいものの組合せを１～５から一つ選べ。

A．毒物又は劇物とその他の物とを区分して貯蔵できる設備であること。

B．毒物又は劇物を貯蔵する場所が性質上かぎをかけることができないものであるときは、その周囲を常時監視できる防犯設備があること。

C．設備基準に適合しなくなり、その改善を命ぜられたにもかかわらず従わないで登録の取消しを受けた場合、その取消しの日から起算して２年を経過した者であること。

D．毒物又は劇物を含有する粉じん、蒸気又は廃水の処理に要する設備又は器具を備えていること。

☐ 1．A、B　　2．A、C　　3．A、D
4．B、C　　5．B、D

【7】毒物劇物営業者が行う手続きに関する記述の正誤について、正しい組合せを1～5から一つ選べ。

A．法人である毒物又は劇物の販売業者の代表取締役が変更となった場合は、届出が必要である。

B．毒物又は劇物の販売業者が、隣接地に店舗を新築、移転（店舗の所在地の変更）した場合は、新たに登録が必要である。

C．毒物劇物営業者は、登録票を破り、汚し、又は失ったときは、登録票の再交付を申請することができる。

	A	B	C
☐ 1．	正	正	正
2．	正	誤	正
3．	正	誤	誤
4．	誤	正	正
5．	誤	正	誤

【8】次の記述は、政令第36条の5第2項の条文である。（　）の中に入れるべき字句の正しい組合せを1～5から一つ選べ。

毒物劇物営業者は、毒物劇物取扱責任者として厚生労働省令で定める者を置くときは、当該毒物劇物取扱責任者がその製造所、営業所又は店舗において毒物又は劇物による保健衛生上の（A）を確実に（B）するために必要な設備の設置、（C）の配置その他の措置を講じなければならない。

	A	B	C
☐ 1．	安全対策	実施	補助者
2．	安全対策	監視	衛生管理者
3．	危害	監視	衛生管理者
4．	危害	防止	衛生管理者
5．	危害	防止	補助者

【9】都道府県知事が行う毒物劇物取扱者試験に合格した者で、法第8条第2項に規定されている毒物劇物取扱責任者となることができない絶対的欠格事由（その事由に該当する場合、一律に資格が認められないこと）に該当する記述の正誤について、正しい組合せを1～5から一つ選べ。

A．過去に、麻薬、大麻、あへん又は覚せい剤の中毒者であった者

B．18歳未満の者

C．道路交通法違反で懲役の刑に処せられ、その執行を終り、又は執行を受けることがなくなった日から起算して3年を経過していない者

D．毒物劇物営業者が登録を受けた製造所、営業所又は店舗での実務経験が2年に満たない者

	A	B	C	D
☐ 1．	正	正	誤	正
2．	正	誤	誤	誤
3．	正	誤	誤	正
4．	誤	正	正	正
5．	誤	正	誤	誤

【10】次の記述は、法第10条第1項の条文の一部である。（　）の中に入れるべき字句の正しい組合せを1～5から一つ選べ。

毒物劇物営業者は、次の各号のいずれかに該当する場合には、（A）以内に、その製造所、営業所又は店舗の所在地の都道府県知事にその旨を届け出なければならない。

一　（省略）

二　毒物又は劇物を製造し、（B）し、又は（C）する設備の重要な部分を変更したとき。

三　（省略）

四　（省略）

	A	B	C
☐ 1．	15日	貯蔵	陳列
2．	15日	陳列	保管
3．	30日	貯蔵	運搬
4．	30日	陳列	保管
5．	30日	保管	運搬

【11】次の記述は、法第12条第1項の条文である。（　）の中に入れるべき字句の正しい組合せを1～5から一つ選べ。

毒物劇物営業者及び特定毒物研究者は、毒物又は劇物の容器及び被包に、「(A)」の文字及び毒物については（B）をもって「毒物」の文字、劇物については（C）をもって「劇物」の文字を表示しなければならない。

	A	B	C
☐ 1．	医薬用外	赤地に白色	白地に赤色
2．	医薬用外	白地に赤色	赤地に白色
3．	医薬用外	黒地に白色	赤地に白色
4．	医療用外	赤地に白色	白地に赤色
5．	医療用外	黒地に白色	赤地に白色

【12】法第12条第2項の規定に基づき、毒物又は劇物の製造業者又は輸入業者が有機燐（りん）化合物たる毒物又は劇物を販売又は授与するときに、その容器及び被包に表示しなければならない事項の正誤について、正しい組合せを1～5から一つ選べ。

A．毒物又は劇物の名称

B．毒物又は劇物の成分及びその含量

C．毒物又は劇物の使用期限及び製造番号

D．毒物又は劇物の解毒剤の名称

	A	B	C	D
☐ 1．	正	正	誤	正
2．	正	誤	正	誤
3．	誤	誤	誤	正
4．	正	正	誤	誤
5．	誤	正	正	誤

【13】省令第11条の6の規定に基づき、毒物又は劇物の製造業者が製造したジメチル－2・2－ジクロルビニルホスフェイト（別名：DDVP）を含有する製剤（衣料用の防虫剤に限る。）を販売し、又は授与するとき、その容器及び被包に、取扱及び使用上特に必要な表示事項として定められている事項について、正しいものの組合せを1～5から一つ選べ。

A．使用直前に開封し、包装紙等は直ちに処分すべき旨

B．使用の際、手足や皮膚、特に眼にかからないように注意しなければならない旨

C．眼に入った場合は、直ちに流水でよく洗い、医師の診断を受けるべき旨

D．小児の手の届かないところに保管しなければならない旨

☐ 1．A、B　2．A、C　3．A、D
4．B、C　5．C、D

【14】法第13条の2の規定に基づく、「毒物又は劇物のうち主として一般消費者の生活の用に供されると認められるものであって政令で定めるもの（劇物たる家庭用品）」の正誤について、正しい組合せを1～5から一つ選べ。なお、劇物たる家庭用品は住宅用の洗浄剤で液体状のものに限る。

A．塩化水素を含有する製剤たる劇物

B．水酸化ナトリウムを含有する製剤たる劇物

C．次亜塩素酸ナトリウムを含有する製剤たる劇物

D．硫酸を含有する製剤たる劇物

	A	B	C	D
☐ 1．	正	誤	正	誤
2．	正	誤	誤	正
3．	誤	正	正	誤
4．	正	誤	正	正
5．	誤	誤	誤	正

【15】法第14条第２項の規定に基づき、毒物劇物営業者が、毒物又は劇物を毒物劇物営業者以外の者に販売し、又は授与するとき、当該譲受人から提出を受けなければならない書面に記載等が必要な事項の正誤について、正しい組合せを１～５から一つ選べ。

A．毒物又は劇物の名称及び数量

B．譲受人の氏名、職業及び住所

C．譲受人の押印

D．毒物又は劇物の使用目的

	A	B	C	D
☐ 1．	正	誤	誤	正
2．	誤	誤	正	正
3．	正	正	誤	正
4．	誤	正	正	誤
5．	正	正	正	誤

【16】法第15条に規定されている、毒物又は劇物の交付の制限等に関する記述の正誤について、正しい組合せを１～５から一つ選べ。

A．父親の委任状を持参し受け取りに来た16歳の高校生に対し、学生証等でその住所及び氏名を確認すれば、毒物又は劇物を交付することができる。

B．薬事に関する罪を犯し、罰金以上の刑に処せられ、その執行を終わり、又は執行を受けることがなくなった日から起算して３年を経過していない者に対し、毒物又は劇物を交付することができない。

C．法第３条の４に規定されている引火性、発火性又は爆発性のある劇物を交付する場合は、厚生労働省令の定めるところにより、その交付を受ける者の氏名及び住所を確認した後でなければ、交付してはならない。

D．毒物又は劇物の交付を受ける者の確認に関する事項を記載した帳簿を、最終の記載をした日から５年間、保存しなければならない。

	A	B	C	D
☐ 1．	正	正	正	誤
2．	正	正	誤	正
3．	正	誤	誤	誤
4．	誤	誤	正	正
5．	誤	誤	正	誤

【17】次の記述は、政令第40条の条文の一部である。（　）の中に入れるべき字句の正しい組合せを1～5から一つ選べ。

法第15条の2の規定により、毒物若しくは劇物又は法第11条第2項に規定する政令で定める物の廃棄の方法に関する技術上の基準を次のように定める。

一　中和、（A）、酸化、還元、稀釈その他の方法により、毒物及び劇物並びに法第11条第2項に規定する政令で定める物のいずれにも該当しない物とすること。

二　ガス体又は揮発性の毒物又は劇物は、保健衛生上危害を生ずるおそれがない場所で、少量ずつ放出し、又は（B）させること。

三　可燃性の毒物又は劇物は、保健衛生上危害を生ずるおそれがない場所で、少量ずつ（C）させること。

（以下、省略）

	A	B	C
1．	電気分解	揮発	拡散
2．	電気分解	沈殿	拡散
3．	電気分解	沈殿	燃焼
4．	加水分解	揮発	燃焼
5．	加水分解	沈殿	燃焼

【18】荷送人が、運送人に水酸化ナトリウム10％を含有する製剤（以下、「製剤」という。）の運搬を委託する場合、政令第40条の6に規定されている荷送人の通知義務に関する記述の正誤について、正しい組合せを1～5から一つ選べ。

A．車両で運搬する業務を委託した際、製剤の数量が、1回につき500kgだったため、事故の際に講じなければならない応急措置の内容を記載した書面の交付を行わなかった。

B．1回の運搬につき1,500kgの製剤を、鉄道を使用して運搬する場合、通知する書面に、劇物の名称、成分及びその含量並びに数量並びに廃棄の方法を記載しなければならない。

C．1回の運搬につき2,000kgの製剤を、車両を使用して運搬する場合、通知する書面に、劇物の名称、成分及びその含量並びに数量並びに事故の際に講じなければならない応急の措置の内容を記載した。

D．運送人の承諾を得なければ、書面の交付に代えて、当該書面に記載すべき事項を電子情報処理組織を使用する方法により提供しても、書面を交付したものとみなされない。

	A	B	C	D
☐ 1.	誤	正	誤	誤
2.	正	正	誤	誤
3.	誤	誤	正	誤
4.	正	正	誤	正
5.	正	誤	正	正

【19】法第18条に規定されている立入検査等に関する記述の正誤について、正しい組合せを1～5から一つ選べ。ただし、「都道府県知事」は、毒物又は劇物の販売業にあってはその店舗の所在地が保健所を設置する市又は特別区の区域にある場合においては市長又は区長とする。

A．都道府県知事は、保健衛生上必要があると認めるときは、毒物劇物営業者から必要な報告を徴することができる。

B．都道府県知事は、保健衛生上必要があると認めるときは、毒物劇物監視員に、毒物劇物販売業者の店舗に立ち入り、帳簿その他の物件を検査させることができる。

C．都道府県知事は、犯罪捜査上必要があると認めるときは、毒物劇物監視員に、毒物劇物販売業者の店舗に立ち入り、試験のため必要な最小限度の分量に限り、毒物若しくは劇物を収去させることができる。

D．毒物劇物監視員は、その身分を示す証票を携帯し、関係者の請求があるときは、これを提示しなければならない。

	A	B	C	D
☐ 1.	正	正	正	誤
2.	正	正	誤	正
3.	正	誤	正	誤
4.	誤	誤	誤	正
5.	誤	誤	誤	誤

【20】法第22条第１項に規定されている届出の必要な業務上取扱者が、都道府県知事（その事業場の所在地が保健所を設置する市又は特別区の区域にある場合においては、市長又は区長。）に届け出る事項の正誤について、正しい組合せを１～５から一つ選べ。

A．氏名又は住所（法人にあっては、その名称及び主たる事務所の所在地）

B．シアン化ナトリウム又は政令で定めるその他の毒物若しくは劇物のうち取り扱う毒物又は劇物の品目

C．シアン化ナトリウム又は政令で定めるその他の毒物若しくは劇物のうち取り扱う毒物又は劇物の数量

D．事業場の所在地

	A	B	C	D
1．	正	正	正	正
2．	正	誤	正	誤
3．	正	正	誤	正
4．	誤	正	誤	正
5．	誤	誤	正	誤

〔基礎化学〕

【21】次の原子に関する記述について、（　）の中に入れるべき字句の正しい組合せを１～５から一つ選べ。

原子は、中心にある原子核と、その周りに存在する電子で構成されていて、原子核は陽子と中性子からできている。原子の原子番号は（A）で示され、原子の質量数は（B）となる。原子番号は同じでも、質量数が異なる原子が存在するものもあり、これらを互いに（C）という。

	A	B	C
1．	陽子数	陽子数と電子数の和	同素体
2．	陽子数	陽子数と中性子数の和	同素体
3．	陽子数	陽子数と中性子数の和	同位体
4．	中性子数	陽子数と中性子数の和	同素体
5．	中性子数	陽子数と電子数の和	同位体

【22】次の化合物とその結合様式について、正しい組合せを1～5から一つ選べ。

	$MgCl_2$	NH_3	ZnO
1.	イオン結合	共有結合	金属結合
2.	イオン結合	共有結合	イオン結合
3.	金属結合	共有結合	金属結合
4.	共有結合	イオン結合	イオン結合
5.	共有結合	イオン結合	金属結合

【23】5.0％の塩化ナトリウム水溶液700gと15％の塩化ナトリウム水溶液300gを混合した溶液は何％になるか。最も近い値を1～5から一つ選べ。ただし、％は質量パーセント濃度とする。

1．7.0　2．8.0　3．9.0
4．10　5．11

【24】塩化ナトリウムを水に溶かして、濃度が2.00mol/Lの水溶液を500mLつくった。この溶液に用いた塩化ナトリウムは何gか。最も近い値を1～5から一つ選べ。ただし、Naの原子量を23.0、Clの原子量を35.5とする。

1．14.6　2．23.4　3．58.5
4．117　5．234

【25】pH3の酢酸水溶液のモル濃度は何mol/Lになるか。最も近い値を1～5から一つ選べ。ただし、この溶液の温度は25℃、この濃度における酢酸の電離度は0.020とする。

1．0.50　2．0.10　3．0.050
4．0.010　5．0.0010

【26】次のコロイドに関する記述について、正しいものの組合せを1～5から一つ選べ。

A．チンダル現象は、コロイド粒子自身の熱運動によるものである。
B．透析は、コロイド粒子が半透膜を透過できない性質を利用している。
C．コロイド溶液に直流電圧をかけると、陽極又は陰極に向かってコロイド粒子が移動する現象を電気泳動という。
D．タンパク質やデンプンなどのコロイドは、疎水コロイドである。

1．A、B　2．A、D　3．B、C
4．B、D　5．C、D

【27】次の沸点又は沸騰に関する記述について、誤っているものを1～5から一つ選べ。

☐ 1．沸騰は、液体の蒸気圧が外圧（大気圧）と等しくなったときに起こる。
2．純物質では、液体が沸騰を始めると、すべて気体になるまで温度は沸点のまま一定である。
3．富士山の山頂では、外圧が低いため、水は100℃より低い温度で沸騰する。
4．水の沸点は、同族元素の水素化合物の中では、著しく高い。
5．イオン結合で結ばれた物質は、沸点が低い。

【28】次の分子結晶に関する記述について、誤っているものを1～5から一つ選べ。

☐ 1．分子が分子間力によって規則的に配列した結晶である。
2．氷は分子結晶である。
3．ヨウ素は分子結晶である。
4．融解すると電気を通す。
5．昇華性を持つものが多い。

【29】亜鉛板と銅板を導線で接続して希硫酸に浸した電池（ボルタ電池）に関する記述の正誤について、正しい組合せを1～5から一つ選べ。

A．イオン化傾向の大きい亜鉛が、水溶液中に溶け出す。
B．亜鉛は還元されている。
C．銅板表面では水素が発生する。

	A	B	C
☐ 1．	正	誤	正
2．	誤	正	正
3．	正	正	正
4．	誤	正	誤
5．	正	誤	誤

【30】次の物質を水に溶かした場合に、酸性を示すものの組合せを1～5から一つ選べ。

A．CH_3COONa

B．NH_4Cl

C．K_2SO_4

D．$CuSO_4$

☐ 1．A、B　2．A、C　3．B、C
4．B、D　5．C、D

【31】次の金属イオンの反応に関する記述について、誤っているものを1～5から一つ選べ。

☐ 1．Pb^{2+}を含む水溶液に希塩酸を加えると、白色の沈殿を生成する。
2．Cu^{2+}を含む水溶液に硫化水素を通じると、黒色の沈殿を生成する。
3．Ba^{2+}を含む水溶液は、黄緑色の炎色反応を呈する。
4．Na^+を含む水溶液に炭酸アンモニウム水溶液を加えると、白色の沈殿を生成する。
5．K^+を含む水溶液は、赤紫色の炎色反応を呈する。

【32】次の錯イオンに関する記述について、（　）の中に入れるべき字句の正しい組合せを1～5から一つ選べ。なお、複数箇所の（A）内には、同じ字句が入る。

金属イオンを中心として、非共有電子対をもつ分子や陰イオンが（A）結合してできたイオンを錯イオンという。例えば、硫酸銅（Ⅱ）$CuSO_4$水溶液に塩基の水溶液を加えて生じた水酸化銅（Ⅱ）$Cu(OH)_2$の沈殿に、過剰のアンモニア水NH_3を加えると、水酸化銅（Ⅱ）の沈殿は溶け、（B）の水溶液になるが、これはテトラアンミン銅（Ⅱ）イオン$[Cu(NH_3)_4]^{2+}$が生じるからである。このとき、非共有電子対を与えて（A）結合する分子や陰イオンのことを、（C）という。

	A	B	C
☐ 1．	配位	深青色	配位子
2．	配位	深青色	錯塩
3．	イオン	深青色	配位子
4．	イオン	無色	配位子
5．	イオン	無色	錯塩

【33】次の有機化合物に関する記述について、（ ）の中に入れるべき字句の正しい組合せを1～5から一つ選べ。なお、複数箇所の（A）内には、同じ字句が入る。

炭素と水素でできた化合物を（A）といい、（A）を構成する原子は共有結合で結合している。炭素原子間の結合は、単結合だけでなく、二重結合や三重結合を作ることもあり、二重結合と三重結合はまとめて（B）と呼ばれている。例えば、アセチレンのようなアルキンは、（C）結合を1つもっている化合物である。

	A	B	C
1.	炭水化物	飽和結合	二重
2.	炭水化物	不飽和結合	三重
3.	炭化水素	飽和結合	二重
4.	炭化水素	飽和結合	三重
5.	炭化水素	不飽和結合	三重

【34】次の有機化合物に関する一般的な記述について、誤っているものを1～5から一つ選べ。

1. ジエチルエーテルは、単にエーテルとも呼ばれ、無色の揮発性の液体で引火性がある。
2. 無水酢酸は、酢酸2分子から水1分子が取れてできた化合物であり、酸性を示さない。
3. アセトンは、芳香のある無色の液体で、水にも有機溶剤にもよく溶ける。
4. 乳酸は、不斉炭素原子を持つ化合物であるため、鏡像異性体が存在する。
5. アニリンは、不快なにおいを持つ弱酸性の液体である。

【35】次の化学反応式のうち、酸化還元反応であるものの組合せを1～5から一つ選べ。

A. $2H_2S + O_2 \longrightarrow 2S + 2H_2O$

B. $CH_3COOH + C_2H_5OH \longrightarrow CH_3COOC_2H_5 + H_2O$

C. $2H_2SO_4 + Cu \longrightarrow CuSO_4 + SO_2 + 2H_2O$

D. $CO_2 + 2NaOH \longrightarrow Na_2CO_3 + H_2O$

1. A、B　　2. A、C　　3. B、C
4. B、D　　5. C、D

〔実地（性質・貯蔵・取扱い方法等）〕

※　「毒物及び劇物の廃棄の方法に関する基準」及び「毒物及び劇物の運搬事故時における応急措置に関する基準」は、それぞれ厚生省（現厚生労働省）から通知されたものをいう。

【36】次のA～Eのうち、すべての物質が劇物に指定されているものの、正しい組合せを1～5から一つ選べ。ただし、物質はすべて原体とする。

A．ブロムエチル、ブロムメチル、ブロモ酢酸エチル

B．トルエン、ベンゼンチオール、メチルエチルケトン

C．一酸化鉛、二酸化鉛、三弗（ふっ）化燐（りん）

D．クロロホルム、メタノール、四塩化炭素

E．クロルスルホン酸、クロルピクリン、トリクロロシラン

□　1．A、B　　2．A、C　　3．B、D
　　4．C、E　　5．D、E

【37】次のA～Eのうち、すべての物質が毒物に指定されているものの、正しい組合せを1～5から一つ選べ。ただし、物質はすべて原体とする。

A．臭化銀、重クロム酸カリウム、メチルアミン

B．ジボラン、セレン化水素、四弗（ふっ）化硫黄

C．塩化第二水銀（別名：塩化水銀（Ⅱ））、塩化ホスホリル、酢酸タリウム

D．ジクロル酢酸、2－メルカプトエタノール、モノフルオール酢酸

E．ヒドラジン、弗（ふっ）化スルフリル、ホスゲン

□　1．A、B　　2．A、D　　3．B、E
　　4．C、D　　5．C、E

【38】「毒物及び劇物の廃棄の方法に関する基準」に基づく、次の物質の廃棄方法に関する記述の正誤について、正しい組合せを1～5から一つ選べ。

A．アニリンは、可燃性溶剤とともに、焼却炉の火室に噴霧し焼却する。

B．塩素は、多量の酸性水溶液に吹き込んだ後、多量の水で希釈して処理する。

C．過酸化水素は、多量の水で希釈して処理する。

D．酢酸エチルは、アルカリ水溶液で中和した後、多量の水で希釈して処理する。

	A	B	C	D
1．	正	正	誤	誤
2．	正	誤	正	誤
3．	誤	正	正	正
4．	正	誤	誤	正
5．	誤	正	誤	正

【39】「毒物及び劇物の廃棄の方法に関する基準」に基づく、次の物質の廃棄方法に関する記述について、該当する物質名との最も適切な組合せを1～5から一つ選べ。

(物質名) 過酸化ナトリウム、ぎ酸、硅弗化(けいふっ)ナトリウム

A．可燃性溶剤とともにアフターバーナー及びスクラバーを備えた焼却炉で焼却する。

B．水に溶かし、水酸化カルシウム（消石灰）等の水溶液を加えて処理した後、希硫酸を加えて中和し、沈殿ろ過して埋立処分する。

C．水に加えて希薄な水溶液とし、酸で中和した後、多量の水で希釈して処理する。

	A	B	C
1．	過酸化ナトリウム	ぎ酸	硅弗化(けいふっ)ナトリウム
2．	過酸化ナトリウム	硅弗化(けいふっ)ナトリウム	ぎ酸
3．	ぎ酸	過酸化ナトリウム	硅弗化(けいふっ)ナトリウム
4．	ぎ酸	硅弗化(けいふっ)ナトリウム	過酸化ナトリウム
5．	硅弗化(けいふっ)ナトリウム	ぎ酸	過酸化ナトリウム

【40】「毒物及び劇物の運搬事故時における応急措置に関する基準」に基づく、次の物質の飛散又は漏えい時の措置として、該当する物質名との最も適切な組合せを１～５から一つ選べ。なお、作業にあたっては、風下の人を避難させる、飛散又は漏えいした場所の周辺にはロープを張るなどして人の立入りを禁止する、作業の際には必ず保護具を着用する、風下で作業をしない、廃液が河川等に排出されないように注意する、付近の着火源となるものは速やかに取り除く、などの基本的な対応を行っているものとする。

（物質名）五塩化燐（りん）、硝酸バリウム、四アルキル鉛

A．飛散したものは密閉可能な空容器にできるだけ回収し、そのあとを水酸化カルシウム、無水炭酸ナトリウム等の水溶液を用いて処理し、多量の水を用いて洗い流す。

B．飛散したものは空容器にできるだけ回収し、そのあとを硫酸ナトリウムの水溶液を用いて処理し、多量の水を用いて洗い流す。

C．少量の場合、漏えいした液は過マンガン酸カリウム水溶液（５％）、さらし粉水溶液又は次亜塩素酸ナトリウム水溶液で処理するとともに、至急関係先に連絡し専門家に任せる。

	A	B	C
１．	五塩化燐（りん）	硝酸バリウム	四アルキル鉛
２．	五塩化燐（りん）	四アルキル鉛	硝酸バリウム
３．	硝酸バリウム	四アルキル鉛	五塩化燐（りん）
４．	四アルキル鉛	硝酸バリウム	五塩化燐（りん）
５．	四アルキル鉛	五塩化燐（りん）	硝酸バリウム

【41】次の物質とその用途の正誤について、正しい組合せを１～５から一つ選べ。

	物質	用途
A．	クレゾール	防腐剤、消毒剤
B．	硅弗化（けいふっ化）水素酸	漂白剤
C．	アクリルニトリル	化学合成上の主原料で合成繊維の原料

	A	B	C
１．	正	正	誤
２．	正	誤	正
３．	誤	正	正
４．	誤	正	誤
５．	誤	誤	正

【42】クロルピクリンの熱への安定性及び用途について、最も適切な組合せを1～5から一つ選べ。

	熱への安定性	用途
1.	熱に安定	保冷剤
2.	熱に安定	土壌燻(くん)蒸剤
3.	熱に安定	接着剤
4.	熱に不安定で分解	土壌燻(くん)蒸剤
5.	熱に不安定で分解	保冷剤

【43】次の物質とその毒性に関する記述の正誤について、正しい組合せを1～5から一つ選べ。

	物質	毒性
A.	セレン	吸入した場合、のどを刺激する。はなはだしい場合には、肺炎を起こすことがある。
B.	酢酸エチル	吸入した場合、短時間の興奮期を経て、麻酔状態に陥ることがある。
C.	臭素	吸入した場合、皮膚や粘膜が青黒くなる（チアノーゼ症状）。頭痛、めまい、眠気がおこる。はなはだしい場合には、こん睡、意識不明となる。

	A	B	C
1.	誤	正	正
2.	誤	正	誤
3.	誤	誤	正
4.	正	誤	正
5.	正	正	誤

【44】次の物質とその中毒の対処に適切な解毒剤・拮抗剤の正誤について、正しい組合せを1～5から一つ選べ。

	物質	解毒剤・拮抗剤
A.	蓚(しゅう)酸塩類	アセトアミド
B.	シアン化合物	硫酸アトロピン
C.	ヨード	澱(でん)粉溶液

	A	B	C
☐ 1.	誤	正	正
2.	誤	正	誤
3.	誤	誤	正
4.	正	正	誤
5.	正	誤	正

【45】次の物質とその貯蔵方法に関する記述の正誤について、正しい組合せを1～5から一つ選べ。

	物質	貯蔵方法
A.	アクロレイン	安定剤を加えて空気を遮断して貯蔵する。
B.	過酸化水素	少量ならば褐色ガラス瓶、大量ならばカーボイなどを使用し、3分の1の空間を保ち、日光を避け、有機物、金属粉等と離して、冷所に保管する。
C.	ピクリン酸	亜鉛又はスズメッキをほどこした鉄製容器に保管し、高温を避ける。

	A	B	C
☐ 1.	誤	正	正
2.	誤	正	誤
3.	誤	誤	正
4.	正	正	誤
5.	正	誤	正

【46】次の物質とその性状に関する記述の正誤について、正しい組合せを1～5から一つ選べ。

物質	性状
A．ベンゼンチオール	無色または淡黄色の透明な液体。水に難溶、ベンゼン、エーテル、アルコールに可溶。
B．ブロムエチル	無色透明、揮発性の液体。強く光線を屈折し、中性の反応を呈する。エーテル様の香気と、灼くような味を有する。
C．ニトロベンゼン	無色又は微黄色の吸湿性の液体で、強い苦扁桃（アーモンド）様の香気をもち、光線を屈折させる。

	A	B	C
☐ 1．	正	正	誤
2．	正	正	正
3．	誤	正	誤
4．	正	誤	正
5．	誤	誤	誤

【47】次の物質とその性状に関する記述の正誤について、正しい組合せを1～5から一つ選べ。

物質	性状
A．無水クロム酸	暗赤色の結晶。潮解性があり、水に易溶。酸化性、腐食性が大きい。強酸性。
B．アセトニトリル	無色又はわずかに着色した透明の液体で、特有の刺激臭がある。可燃性で、高濃度のものは空気中で白煙を生じる。
C．ホルマリン	無色の催涙性透明液体。刺激臭を有する。空気中の酸素によって一部酸化され、ぎ酸を生じる。

	A	B	C
☐ 1．	正	誤	正
2．	正	正	誤
3．	正	正	正
4．	誤	正	正
5．	誤	誤	誤

【48】次の物質とその性状に関する記述の正誤について、正しい組合せを1～5から一つ選べ。

	物質	性状
A.	ピクリン酸	淡黄色の光沢ある小葉状あるいは針状結晶。純品は無臭。徐々に熱すると昇華するが、急熱あるいは衝撃により爆発する。
B.	ベタナフトール	無色の光沢のある小葉状結晶あるいは白色の結晶性粉末。かすかなフェノール様臭気と、灼(や)くような味を有する。
C.	塩化第一銅（別名：塩化銅（Ⅰ））	濃い藍色の結晶で、風解性があり、水に可溶。水溶液は青いリトマス紙を赤くし、酸性反応を呈する。

	A	B	C
☐ 1.	誤	正	正
2.	正	誤	正
3.	正	正	正
4.	正	正	誤
5.	誤	誤	誤

【49】次の物質とその識別方法に関する記述の正誤について、正しい組合せを1～5から一つ選べ。

	物質	識別方法
A.	硝酸銀	鉄屑を加えて熱すると藍色を呈して溶け、その際に赤褐色の蒸気を発生する。
B.	硫酸亜鉛	水に溶かして硫化水素を通じると、白色の沈殿を生じる。また、水に溶かして塩化バリウムを加えると白色の沈殿を生じる。
C.	トリクロル酢酸	水酸化ナトリウム溶液を加えて熱すれば、クロロホルムの臭気を放つ。

	A	B	C
☐ 1.	正	正	誤
2.	誤	正	正
3.	正	正	正
4.	正	誤	正
5.	誤	誤	誤

【50】次の物質とその取扱上の注意に関する記述の正誤について、正しい組合せを1～5から一つ選べ。

物質	取扱上の注意
A．カリウム	水、二酸化炭素、ハロゲン化炭化水素と激しく反応するので、これらと接触させない。
B．メタクリル酸	重合防止剤が添加されているが、加熱、直射日光、過酸化物、鉄錆等により重合が始まり、爆発することがある。
C．沃(よう)化水素酸	引火しやすく、また、その蒸気は空気と混合して爆発性混合ガスを形成するので火気には近づけない。

	A	B	C
1．	誤	正	正
2．	誤	誤	誤
3．	正	誤	正
4．	正	正	正
5．	正	正	誤

▶▶正解&解説

【1】3

〔解説〕A．取締法第1条（取締法の目的）。

B．毒物は、法第2条 別表第1に掲げる物であって、医薬品及び医薬部外品以外のものと定義している。医薬品及び医薬部外品については「医薬品、医療機器等の品質、有効性及び安全性の確保等に関する法律」で定められているため、「政令（施行令）で定める」は誤り。取締法第2条（定義）第1項。

C．取締法第2条（定義）第2項。

D．毒物であって、別表第3に掲げるものを「特定毒物」と定義している。取締法第2条（定義）第3項。

【2】1

〔解説〕A．取締法第3条の2（特定毒物の禁止規定）第8項、施行令第1条（四アルキル鉛を含有する製剤）各号。石油精製業者は「特定毒物使用者」に該当し、ガソリンへの混入を目的とする四アルキル鉛を含有する製剤を使用することができる。

B．取締法第3条の2（特定毒物の禁止規定）第2項。

C．特定毒物使用者とは、特定毒物を使用することができる者として品目ごとに政令で指定する者のことをいい、都道府県知事の許可は必要ない。取締法第3条の2（特定毒物の禁止規定）第3項。

D．取締法第3条の2（特定毒物の禁止規定）第10項。

【3】4

〔解説〕取締法第3条の3（シンナー乱用の禁止）、施行令第32条の2（興奮、幻覚又は麻酔の作用を有する物）。

【4】1

〔解説〕A．販売業の登録を受けた者のほか製造業又は輸入業の登録を受けた者も、毒物劇物営業者に対して毒物又は劇物を販売することができる。取締法第3条（毒物劇物の禁止規定）第3項。

B．取締法第4条（営業の登録）第3項。

C．取締法第4条の2（販売業の登録の種類）各号、取締法第4条の3（販売品目の制限）第1項、第2項。一般販売業の登録を受けた者は販売品目の制限が定められていないため、全ての毒物劇物を販売できる。

D．毒物又は劇物を直接に取り扱うかどうかにかかわらず、販売業の登録を受けなければ毒物又は劇物を販売することはできない。取締法第3条（毒物劇物の禁止規定）第3項。

【5】2

〔解説〕A．取締法第4条（営業の登録）第1項。

B．毒物劇物製造業者は、毒物又は劇物の製造のために特定毒物を使用するときは、特定毒物使用者の指定を受けていなくてもよい。取締法第３条の２（特定毒物の禁止規定）第３項。

C．取締法第３条（毒物劇物の禁止規定）第２項。毒物又は劇物を販売又は授与の目的以外で輸入する場合は、毒物又は劇物の輸入業の登録は必要ない。

D．「30日以内」⇒「あらかじめ」。毒物又は劇物の品目につき、登録の変更を受けなければならない。取締法第９条（登録の変更）第１項。

【6】2

〔解説〕A．施行規則第４条の４（製造所等の設備）第１項第２号イ、第２項。

B．「その周囲を常時監視できる防犯設備があること」⇒「その周囲に、堅固なさくが設けてあること」。施行規則第４条の４（製造所等の設備）第１項第２号ホ。

C．取締法第５条（登録基準）。

D．記述の内容は製造所の設備の基準であり、販売業の店舗の設備には適用されない。施行規則第４条の４（製造所等の設備）第１項第１号ロ、第２項。

【7】4

〔解説〕A．法人の代表取締役の変更は届出が必要ない。届出が必要となるのは法人の名称又は所在地を変更した場合である。取締法第10条（届出）第１項第１号。

B．取締法第４条（営業の登録）第１項、取締法第10条（届出）第１項第４号。店舗を移転する場合は、旧店舗で営業廃止の届出をしてから、移転先で新たに登録を受ける必要がある。

C．施行令第36条（登録票又は許可証の再交付）第１項。

【8】5

〔解説〕施行令第36条の５（厚生労働省令で定める者に係る保健衛生上の危害の防止のための措置）第２項。

【9】5

〔解説〕A．麻薬、大麻、あへん又は覚せい剤の中毒者は、毒物劇物取扱責任者となることができないが、過去において中毒者であった場合は、絶対的欠格事由に該当しない。取締法第８条（毒物劇物取扱責任者の資格）第２項第３号。

B．取締法第８条（毒物劇物取扱責任者の資格）第２項第１号。

C．毒物若しくは劇物又は薬事に関する罪で罰金以上の刑に処せられた場合は、執行を終わり３年を経過しなければ毒物劇物取扱責任者となることができないが、道交法違反であるため絶対的欠格事由に該当しない。取締法第８条（毒物劇物取扱責任者の資格）第２項第４号。

D．毒物劇物取扱責任者となるには、実務経験の有無は問わない。

【10】3

〔解説〕取締法第10条（届出）第１項各号。

【11】1

〔解説〕取締法第12条（毒物又は劇物の表示）第１項。

【12】1

〔解説〕Ａ～Ｂ＆Ｄ．取締法第12条（毒物又は劇物の表示）第２項第１～３号。
Ｃ．表示しなければならない事項に含まれていない。

【13】3

〔解説〕Ａ＆Ｄ．施行規則第11条の６（取扱及び使用上特に必要な表示事項）第３号イ、ロ。
Ｂ＆Ｃ．選択肢の内容は、塩化水素又は硫酸を含有する製剤（住宅用の洗浄剤で液体のものに限る）を販売し、又は授与するときに必要な表示事項である。施行規則第11条の６（取扱及び使用上特に必要な表示事項）第２号ロ、ハ。

【14】2

〔解説〕Ａ＆Ｄ．取締法第13条の２（一般消費者用の劇物）、施行令第39条の２（劇物たる家庭用品）、別表第１。
Ｂ＆Ｄ．政令で定めるものに該当しない。

【15】5

〔解説〕Ａ～Ｂ．取締法第14条（毒物又は劇物の譲渡手続）第１項第１号、第３号。
Ｃ．取締法第14条（毒物又は劇物の譲渡手続）第２項、施行規則第12条の２（毒物又は劇物の譲渡手続に係る書面）。
Ｄ．記載が必要な事項に、毒物又は劇物の使用目的は含まれていない。

【16】4

〔解説〕Ａ．18歳未満の者には毒物又は劇物を交付できない。取締法第15条（毒物又は劇物の交付の制限等）第１項第１号。
Ｂ．記述の場合は毒物劇物取扱責任者となることができないが、毒物又は劇物の交付の制限には定められていない。
Ｃ．取締法第15条（毒物又は劇物の交付の制限等）第２項、取締法第３条の４（爆発性がある毒物劇物の所持禁止）、施行令第32条の３（発火性又は爆発性のある劇物）。
Ｄ．取締法第15条（毒物又は劇物の交付の制限等）第４項。

【17】4

〔解説〕施行令第40条（廃棄の方法）第１～３号。

【18】5

〔解説〕Ａ．施行令第40条の６（荷送人の通知義務）第１項、施行規則第13条の７（荷送人の通知義務を要しない毒物又は劇物の数量）。１回の運搬が1,000kg以下のため、書面を交付しなくてもよい。
Ｂ．「廃棄の方法」⇒「事故の際に講じなければならない応急の措置の内容」。施行令第40条の６（荷送人の通知義務）第１項。

C．施行令第40条の6（荷送人の通知義務）第1項。

D．施行令第40条の6（荷送人の通知義務）第2項。

【19】2

〔解説〕A～B．取締法第18条（立入検査等）第1項。

C．「犯罪捜査上」⇒「保健衛生上」。取締法第18条（立入検査等）第1項、第4項。

D．取締法第18条（立入検査等）第3項。

【20】3

〔解説〕A～B＆D．取締法第22条（業務上取扱者の届出等）第1項第1～3号。

C．取り扱う毒物又は劇物の数量の届出は必要ない。

【21】3

〔解説〕A．原子の原子番号は、陽子の数と等しい。

B．原子の質量数は、「陽子の数＋中性子の数」である。

C．原子番号が同じで質量数が異なる原子を、互いに同位体という。同素体とは同じ元素の単体で、性質の異なる物質をいう。

【22】2

〔解説〕$MgCl_2$塩化マグネシウム … マグネシウムイオンMg^{2+}と塩化物イオンCl^-がイオン結合で結びついている。

NH_3アンモニア …………… 非金属元素どうしである窒素Nと水素Hからなる共有結合で結びついている。

ZnO酸化亜鉛 ……………… 亜鉛イオンZn^{2+}と酸化物イオンO^{2-}がイオン結合で結びついている。

【23】2

〔解説〕濃度5.0％の塩化ナトリウム水溶液700gの中には、0.05×700＝35gの塩化ナトリウムが含まれる。同様に、濃度15％の塩化ナトリウム水溶液300gの中には、0.15×300＝45gの塩化ナトリウムが含まれる。

これらを混合したときの質量パーセント濃度は次のとおりとなる。

$$\frac{35g + 45g}{700g + 300g} \times 100 = 8.0\%$$

【24】3

〔解説〕塩化ナトリウムNaClの分子量＝23.0＋35.5＝58.5より、1mol＝58.5g。

濃度2.00mol/Lの場合は1Lあたり58.5×2＝117gの塩化ナトリウムが含まれる。従って、水溶液は500mL（0.5L）であることから、117g×0.5L＝58.5gとなる。

【25】3

〔解説〕pH3より、水素イオン濃度は1.0×10^{-3}mol/Lである。酢酸CH_3COOHは1価の酸で、電離度は設問より0.020である。

求める濃度をx mol/Lとすると、次の式が成り立つ。

$$1.0\times10^{-3}\text{mol/L}=1\times x\,\text{mol/L}\times0.020$$

$$0.001=0.020x$$

$$x=0.050\text{mol/L}$$

【26】3

〔解説〕A．チンダル現象は、コロイド溶液に側面から強い光を当てると、光が散乱され、光の通路が輝いて見える現象をいう。選択肢の記述はブラウン運動である。

D．タンパク質やデンプンなどのコロイドは、親水コロイドである。親水コロイドは水との親和力が大きく少量の電解質を加えても沈殿しないが、多量の電解質を加えると沈殿する塩析を生じる。なお、疎水コロイドは水和しにくく、水酸化鉄（Ⅲ）$Fe(OH)_3$などがある。

【27】5

〔解説〕イオン結合で結ばれた物質は、沸点が高い。これは、イオン結合ではたらくクーロン力が比較的強い力であるため原子間の結合も強く、結合が切れにくく状態変化がしにくいためである。

4．同族元素の水素化合物のうち、水H_2Oの水素結合が最も強く、分子間力が非常に強いため、沸点も著しく高くなる。

【28】4

〔解説〕分子結晶には電気伝導性がない。これは分子結晶が電気的に中性であり、自由電子がないためである。金属結晶のように電気伝導性の高い物質は、ほぼ全て自由電子を持っており、自由電子が物質内を自由に動き回ることによって電気が通じる。分子結晶やイオン結晶は自由電子がないので、電気をほぼ通さない。

2＆3．主な分子結晶として、氷H_2O、ヨウ素I_2、ドライアイスCO_2がある。

5．分子結晶の特徴として、昇華性（固体から気体へ変化する性質）を持ち、電気伝導性がない、融点が低い、柔らかく外力により壊れる点が挙げられる。

【29】1

〔解説〕A＆B．亜鉛Znと銅Cuでは、亜鉛のほうがイオン化傾向が大きい。このとき亜鉛が「酸化」されて亜鉛イオンZn^{2+}となり、水溶液中に溶け出す。

［負極］$Zn \longrightarrow Zn^{2+} + 2e^-$（酸化）

C．亜鉛板から発生した電子e^-は、導線を通じて銅板へ移動する。このとき希硫酸中の水素イオンH^+が流れてきた電子を受け取り、還元されて水素H_2となる。

［正極］$2H^+ + 2e^- \longrightarrow H_2$（還元）

【30】4

〔解説〕A．CH_3COONa酢酸ナトリウムは、弱酸＋強塩基からなる塩。

$$CH_3COOH + NaOH \longrightarrow CH_3COONa + H_2O$$

水溶液中で加水分解すると水酸化物イオンOH^-が生じるので、水溶液は「塩基性」を示す。

$$CH_3COONa \longrightarrow CH_3COO^- + Na^+$$

$$CH_3COO^- + H_2O \rightleftarrows CH_3COOH + OH^-$$

B．NH_4Cl塩化アンモニウムは、強酸＋弱塩基からなる塩。

$$HCl + NH_3 \longrightarrow NH_4Cl$$

水溶液中で加水分解するとオキソニウムイオンH_3O^+を生じるので、水溶液は「酸性」を示す。

$$NH_4Cl \longrightarrow NH_4^+ + Cl^-$$

$$NH_4^+ + H_2O \rightleftarrows NH_3 + H_3O^+$$

C．K_2SO_4硫(りゅう)酸カリウムは、強酸＋強塩基からなる塩。水溶液中で加水分解せずH^+やOH^-を生じないので、水溶液は「中性」を示す。

$$2KOH + H_2SO_4 \longrightarrow K_2SO_4 + 2H_2O$$

D．$CuSO_4$硫酸銅（Ⅱ）は、強酸＋弱塩基からなる塩。

$$Cu(OH)_2 + H_2SO_4 \longrightarrow CuSO_4 + 2H_2O$$

$$CuSO_4 \longrightarrow Cu^{2+} + SO_4^{2-}$$

銅（Ⅱ）イオンは水分子が配位結合してテトラアクア銅（Ⅱ）イオンとなり、オキソニウムイオンH_3O^+を生じるので、水溶液は「酸性」を示す。

$$[Cu(H_2O)_4]^{2+} + H_2O \rightleftarrows [Cu(OH)(H_2O)_3]^+ + H_3O^+$$

【31】4

〔解説〕ナトリウムNaなどのアルカリ金属はイオン化傾向が大きく、イオンになりやすい。イオンは水に溶けているため沈殿物を生成しない。従って、Na^+（ナトリウムイオン）を含む水溶液から沈殿物は生成されない。

1．Pb^{2+}（鉛イオン）を含む水溶液に希塩酸HClを加えると、白色の沈殿（塩化鉛$PbCl_2$）を生成する。　$Pb + 2HCl \longrightarrow PbCl_2 + H_2$

2．Cu^{2+}（銅イオン）を含む水溶液に硫化水素H_2Sを通じると、黒色の沈殿（硫化銅（Ⅱ）CuS）を生成する。　$Cu^{2+} + H_2S \longrightarrow CuS + 2H^+$

3．Ba^{2+}（バリウムイオン）を含む水溶液は、バリウムBaと同じ黄緑色の炎色反応を呈する。

5．K^+（カリウムイオン）を含む水溶液は、カリウムKと同じ赤紫色の炎色反応を呈する。

【32】1

〔解説〕A．配位結合

結合する二つの原子のうち片方の原子の非共有電子対が提供され、それを両方の原子に共有してできる結合。この共有結合や水素結合により形成された分子のことを錯体といい、金属イオンに分子や陰イオンが配位結合することによってできたイオンのことを錯イオンという。

B．深青色

硫酸銅（Ⅱ）$CuSO_4$水溶液は、銅（Ⅱ）イオンCu^{2+}を含むため青色を示す。この溶液に塩基の水溶液を加えると、水酸化銅（Ⅱ）$Cu(OH)_2$の青白色沈殿が生じる。この沈殿に過剰のアンモニア水NH_3を加えると、沈殿は再度溶けて深青色の水溶液になる。このときに生じるイオンを、テトラアンミン銅（Ⅱ）イオン$[Cu(NH_3)_4]^{2+}$という。

$$Cu(OH)_2 + 4NH_3 \rightleftharpoons [Cu(NH_3)_4]^{2+} + 2OH^-$$

C．配位子

錯イオンにおいて、金属イオンに配位結合している分子やイオンのことをいい、この配位子の数のことを配位数という。なお、これらには名称があり、テトラアンミン銅（Ⅱ）イオン$[Cu(NH_3)_4]^{2+}$の場合、「アンミン」は配位子がNH_3、「テトラ」は配位数が4であることを表す。また、錯塩は錯イオンを含む塩のことである。

【33】5

〔解説〕A．炭化水素

炭素Cと水素Oのみからなる化合物をいい、いずれも非金属元素どうしであるため共有結合で結合している。炭水化物とは、ブドウ糖などの単糖を構成成分とする有機化合物の総称である。

B．不飽和結合

共有結合において、1対の共有電子対による結合を単結合、2対の共有電子対による結合を二重結合、3対の共有電子対による結合を三重結合といい、二重結合と三重結合をまとめて不飽和結合と呼ぶ。

C．三重

アルカン…全て単結合からなる化合物。（例：エタンC_2H_6）

アルケン…二重結合を一つもつ化合物。（例：エチレンC_2H_4　$CH_2=CH_2$）

アルキン…三重結合を一つもつ化合物。

（例：アセチレンC_2H_2　$H-C\equiv C-H$）

【34】5

〔解説〕アニリン$C_6H_5NH_2$は、不快なにおいを持つ弱塩基性の液体で、最も簡単な構造を持つ芳香族アミン（塩基性を示す代表的な有機化合物）である。

1．ジエチルエーテル$C_2H_5OC_2H_5$は、エチル基C_2H_5-同士がエーテル結合した化合物である。

2．無水酢酸$(CH_3CO)_2O$は、酢酸２分子から水１分子が取れてできた脱水縮合の化合物である。カルボキシ基$-COOH$を持たず、水素イオンH^+を放出する能力を失っているので、酸性を示さない。

3．アセトンCH_3COCH_3は、カルボニル基$>C=O$に２つの炭化水素基が結合した化合物で、最も簡単な構造のケトンである。

4．乳酸は、カルボキシ基$-COOH$、メチル基$-CH_3$、ヒドロキシ基$-OH$、水素原子$-H$の異なる４つの原子団が結合している不斉（ふせい）炭素原子を持つ化合物であるため、原子団の立体的配置が実体と鏡像の関係で互いに重ね合わせることができない鏡像異性体が存在する。

【35】2

〔解説〕A．$2H_2S + O_2 \longrightarrow 2S + 2H_2O$

硫（りゅう）化水素H_2Sが水素Hを失って硫黄Sになる酸化反応と、酸素O_2が水素Hと化合して水H_2Oになる還元反応が同時に起きているため、酸化還元反応である。

B．$CH_3COOH + C_2H_5OH \longrightarrow CH_3COOC_2H_5 + H_2O$

酢酸CH_3COOH（カルボン酸）とエタノールC_2H_5OH（アルコール）に触媒として少量の濃硫酸を加えて加熱すると、縮合反応でエステル化が起こり、酢酸エチル$CH_3COOC_2H_5$と水H_2Oを生成する。

C．$2H_2SO_4 + Cu \longrightarrow CuSO_4 + SO_2 + 2H_2O$

まず、左辺の硫酸$2H_2SO_4$と右辺の二酸化硫黄SO_2の硫黄Sの酸化数について着目すると、硫黄Sの酸化数が「＋６」から「＋４」に減少している還元反応である。次に、左辺の銅Cuと右辺の硫酸銅（Ⅱ）$CuSO_4$の銅Cuの酸化数について着目する。この場合、硫酸銅（Ⅱ）は銅イオンCu^{2+}と硫酸イオンSO_4^{2-}からなり、銅Cuの酸化数が「０」から「＋２」に増加している酸化反応である。従って、酸化と還元が同時に起きているため、酸化還元反応である。

> 酸化数のルール
> ①単体中、化合物中の原子の酸化数の総和は「０」
> ②化合物中の水素原子の酸化数は「＋１」、酸素原子の酸化数は「－２」
> ③イオンの酸化数の総和は、そのイオンの電荷

D．CO_2 ＋ $2NaOH \longrightarrow Na_2CO_3$ ＋ H_2O

水酸化ナトリウム$NaOH$は潮解性が強く、二酸化炭素CO_2を吸収して、炭酸ナトリウムNa_2CO_3と水H_2Oを生じる。

【36】5

〔解説〕A．ブロムエチル（臭化エチル）C_2H_5Br、ブロムメチル（臭化メチル）CH_3Br…いずれも劇物。ブロモ酢酸エチル$BrCH_2COOC_2H_5$…毒物。

B．トルエン$C_6H_5CH_3$、メチルエチルケトン$C_2H_5COCH_3$…いずれも劇物。ベンゼンチオールC_6H_5SH…毒物。

C．一酸化鉛PbO、二酸化鉛PbO_2…いずれも劇物。三弗化燐（ふっ りん）PF_3…毒物。

D＆E．クロロホルム$CHCl_3$、メタノールCH_3OH、四塩化炭素CCl_4、クロルスルホン酸$ClSO_3H$、クロルピクリン$CCl_3(NO_2)$、トリクロロシラン$HSiCl_3$…全て劇物。

【37】3

〔解説〕A．臭化銀$AgBr$、重クロム酸カリウム$K_2Cr_2O_7$、メチルアミンCH_3NH_2…全て劇物。

B＆E．ジボランB_2H_6、セレン化水素H_2Se、四弗（ふっ）化硫黄SF_4、ヒドラジンH_4N_2、弗化スルフリルF_2SO_2、ホスゲン$COCl_2$…全て毒物。

C．塩化第二水銀（別名：塩化水銀（Ⅱ））$HgCl_2$、塩化ホスホリル$POCl_3$…いずれも毒物。酢酸タリウムCH_3COOTl…劇物。

D．ジクロル酢酸$CHCl_2COOH$…劇物。２－メルカプトエタノール（チオグリコール）$HSCH_2CH_2OH$、モノフルオール酢酸（フルオロ酢酸）CH_2FCOOH…毒物（モノフルオール酢酸は特定毒物でもある）。

【38】2

〔解説〕A．アニリン$C_6H_5NH_2$…燃焼法。

B．塩素Cl_2…多量のアルカリ性水溶液に吹き込んだ後、多量の水で希釈して処理するアルカリ法、若しくは還元法で廃棄する。

C．過酸化水素H_2O_2…希釈法。

D．酢酸エチル$CH_3COOC_2H_5$…珪（けい）藻土等に吸収させて開放型の焼却炉で焼却する、燃焼法で廃棄する。

【39】4

〔解説〕A．ぎ酸$HCOOH$…燃焼法。

B．珪（けい）弗化ナトリウムNa_2SiF_6…分解沈殿法。

C．過酸化ナトリウムNa_2O_2…中和法。

※以下、物質名の後に記載されている［　］は、物質を見分ける際に特徴となるキーワードを表す。

【40】1

〔解説〕A．五塩化燐 PCl_5［密閉可能な空容器にできるだけ回収］［水酸化カルシウム、無水炭酸ナトリウム等の水溶液を用いて処理］

B．硝酸バリウム $Ba(NO_3)_2$［硫酸ナトリウムの水溶液を用いて処理］［多量の水を用いて洗い流す］

C．四アルキル鉛 PbR_4［過マンガン酸カリウム水溶液（5％）］［さらし粉水溶液又は次亜塩素酸ナトリウム水溶液で処理］［至急関係先に連絡］

【41】2

〔解説〕A．クレゾール $C_6H_4(OH)CH_3$［防腐剤］［消毒剤］

B．硅弗化水素酸 H_2SiF_6［セメントの硬化促進剤］

C．アクリルニトリル $CH_2=CHCN$［合成繊維の原料］

【42】4

〔解説〕クロルピクリン $CCl_3(NO_2)$ は、純品は無色の油状液体。熱に不安定で180℃以上に熱すると分解するが、引火性はない。土壌燻蒸剤に用いられる。

【43】5

〔解説〕A．セレン Se［吸入した場合のどを刺激］［肺炎］

B．酢酸エチル $CH_3COOC_2H_5$［短時間の興奮期を経て麻酔状態］

C．臭素 Br_2 は［眼球結膜の着色］［気管支喘息のような発作］

選択肢は［チアノーゼ症状］［頭痛、めまい、眠気］［こん睡、意識不明］より、トルイジン $C_6H_4(NH_2)CH_3$ と考えられる。

【44】3

〔解説〕A．蓚酸塩類には、カルシウム剤が解毒剤・拮抗剤として用いられる。アセトアミドは、有機弗素化合物の解毒剤・拮抗剤である。

B．シアン化合物には、亜硝酸ナトリウム、亜硝酸アミル、チオ硫酸ナトリウムが解毒剤・拮抗剤として用いられる。硫酸アトロピンは、有機燐化合物やカーバメート系殺虫剤、ニコチン $C_{10}H_{14}N_2$ の解毒剤・拮抗剤である。

C．ヨード（沃素 I_2）の解毒剤・拮抗剤としては、澱粉溶液が用いられる。

【45】4

〔解説〕A．アクロレイン $CH_2=CHCHO$［安定剤を加える］［空気を遮断して貯蔵］

B．過酸化水素 H_2O_2［少量ならば褐色ガラス瓶、大量ならばカーボイ］［3分の1の空間を保つ］［有機物、金属粉等と離す］

C．ピクリン酸 $C_6H_2(OH)(NO_2)_3$ は［硫黄、沃素、ガソリン、アルコール等と離して保管］［金属容器は使用しない］

選択肢は［亜鉛又はスズメッキをほどこした鉄製容器］［高温を避ける］より、四塩化炭素 CCl_4 と考えられる。

【46】2

〔解説〕A．ベンゼンチオールC_6H_5SH［無色または淡黄色の透明な液体］［水に難溶］

B．ブロムエチル（臭化エチル）C_2H_5Br［無色透明、揮発性の液体］［強く光線を屈折］［エーテル様の香気と灼くような味］

C．ニトロベンゼン$C_6H_5NO_2$［無色又は微黄色の吸湿性の液体］［強い苦扁桃（アーモンド）様の香気］［光線を屈折］

【47】1

〔解説〕A．無水クロム酸CrO_3［暗赤色の結晶］［潮解性］［水に易溶］［強酸性］

B．アセトニトリルCH_3CN［エーテル様の臭気］［無色の液体］［加水分解］

C．ホルマリン$HCHO$ aq［無色の催涙性液体］［刺激臭］［ぎ酸を生じる］

【48】4

〔解説〕A．ピクリン酸$C_6H_2(OH)(NO_2)_3$［淡黄色の光沢ある小葉状あるいは針状結晶］［徐々に熱すると昇華］［急熱、衝撃により爆発］

B．ベタナフトール$C_{10}H_7OH$［無色の光沢のある小葉状結晶］［白色の結晶性粉末］［フェノール様臭気］［灼くような味］

C．塩化第一銅（別名：塩化銅（Ⅰ））$ClCu$は［白色または帯灰白色の結晶性粉末］［水に不溶］［空気で酸化］［光により褐色］。

選択肢は［濃い藍色の結晶］［風解性］［水に可溶］［水溶液は酸性］より、硫酸第二銅$CuSO_4 \cdot 5H_2O$と考えられる。

【49】2

〔解説〕A．硝酸銀$AgNO_3$は［水溶液に塩酸HClを加えると白色の沈殿（塩化銀$AgCl$）］［硫酸と銅を加えて熱すると、赤褐色の蒸気（二酸化窒素NO_2）］。

選択肢は［鉄屑を加えて熱すると藍色］［赤褐色の蒸気］より、硝酸HNO_3と考えられる。

B．硫酸亜鉛$ZnSO_4 \cdot 7H_2O$［水に溶かして硫化水素を通じると、白色の沈殿（硫化亜鉛ZnS）］［水に溶かして塩化バリウムを加えると白色の沈殿（硫酸バリウム$BaSO_4$）］

C．トリクロル酢酸CCl_3COOH［水酸化ナトリウム溶液を加えて熱する］［クロロホルムの臭気］

【50】5

〔解説〕A．カリウムK［水、二酸化炭素、ハロゲン化炭化水素と激しく反応］

B．メタクリル酸$CH_2{=}C(CH_3)COOH$［重合防止剤］［加熱、直射日光等により重合が始まり、爆発］

C．沃化水素酸HI aqは［爆発性でも引火性でもない］［各種金属と反応して引火爆発する］。

選択肢は［引火しやすい］［蒸気は空気と混合して爆発性混合ガスを形成］より、キシレン$C_6H_4(CH_3)_2$と考えられる。

2　令和３年度（2021 年）関西広域連合

〔毒物及び劇物に関する法規〕

【１】次の記述は、法第１条の条文である。（　）の中に入れるべき字句を１～５から一つ選べ。

（目的）

第１条　この法律は、毒物及び劇物について、（　）ことを目的とする。

☐ 1．公衆衛生の向上及び増進に寄与する
2．濫用による保健衛生上の危害を防止する
3．譲渡、譲受、所持等について必要な取締を行う
4．国民の健康の保持に寄与する
5．保健衛生上の見地から必要な取締を行う

【２】次の記述は、法第２条第１項の条文である。（　）の中に入れるべき字句の正しい組合せを一つ選べ。

この法律で「毒物」とは、別表第１に掲げる物であって、（A）及び（B）以外のものをいう。

	A	B
☐ 1．	医薬品	化粧品
2．	医薬品	医薬部外品
3．	医薬部外品	化粧品
4．	医薬部外品	指定薬物
5．	化粧品	指定薬物

【3】毒物劇物営業者に関する記述の正誤について、正しい組合せを一つ選べ。

A．毒物又は劇物の製造業の登録を受けた者は、毒物又は劇物を販売又は授与の目的で輸入することができる。

B．毒物又は劇物の輸入業の登録を受けた者は、その輸入した毒物又は劇物を、他の毒物劇物営業者に販売し、授与し、又はこれらの目的で貯蔵し、運搬し、若しくは陳列することができる。

C．薬局の開設者は、毒物又は劇物の販売業の登録を受けなくても、毒物又は劇物を販売することができる。

	A	B	C
☐ 1．	正	誤	誤
2．	正	誤	正
3．	誤	正	誤
4．	正	正	誤
5．	誤	誤	正

【4】法第３条の２に基づく、特定毒物に関する記述の正誤について、正しい組合せを一つ選べ。

A．特定毒物研究者のみが、特定毒物を製造することができる。

B．特定毒物研究者は、特定毒物を学術研究以外の用途に供してはならない。

C．特定毒物研究者又は特定毒物使用者のみが、特定毒物を所持することができる。

D．特定毒物使用者は、その使用することができる特定毒物以外の特定毒物を譲り受けてはならない。

	A	B	C	D
☐ 1．	誤	正	誤	正
2．	誤	正	正	正
3．	正	誤	正	誤
4．	正	誤	正	正
5．	誤	正	誤	誤

【5】次の記述は、法第３条の３及び政令第32条の２の条文である。（　）の中に入れるべき字句の正しい組合せを一つ選べ。

法第３条の３

興奮、幻覚又は（A）の作用を有する毒物又は劇物（これらを含有する物を含む。）であって政令で定めるものは、みだりに（B）し、若しくは吸入し、又はこれらの目的で所持してはならない。

政令第32条の２

法第３条の３に規定する政令で定める物は、トルエン並びに酢酸エチル、トルエン又は（C）を含有するシンナー（塗料の粘度を減少させるために使用される有機溶剤をいう。）、接着剤、塗料及び閉そく用又はシーリング用の充てん料とする。

	A	B	C
☐ 1．	催眠	摂取	メタノール
2．	催眠	使用	メタノール
3．	催眠	使用	エタノール
4．	麻酔	摂取	メタノール
5．	麻酔	使用	エタノール

【6】次のうち、法第３条の４で「業務その他正当な理由による場合を除いては、所持してはならない。」と規定されている、「引火性、発火性又は爆発性のある毒物又は劇物」として、政令で定める正しいものの組合せを１～５から一つ選べ。

A．亜塩素酸ナトリウム30％を含有する製剤

B．アリルアルコール

C．ピクリン酸

D．亜硝酸カリウム

☐ 1．A、B　　2．A、C　　3．A、D

4．B、D　　5．C、D

【7】毒物又は劇物の製造業、輸入業又は販売業の申請及び登録に関する記述の正誤について、正しい組合せを一つ選べ。

A．毒物又は劇物の製造業、輸入業又は販売業の登録は、製造所、営業所又は店舗ごとに、その製造所、営業所又は店舗の所在地の都道府県知事（販売業にあってはその店舗の所在地が、保健所を設置する市又は特別区の区域にある場合においては、市長又は区長。）が行う。

B．毒物又は劇物の製造業の登録は、6年ごとに、更新を受けなければ、その効力を失う。

C．毒物又は劇物の販売業の登録の更新は、登録の日から起算して6年を経過した日から30日以内に、申請する。

	A	B	C
☐ 1．	正	正	誤
2．	正	誤	正
3．	正	誤	誤
4．	誤	正	正
5．	誤	誤	正

【8】次の記述は、毒物劇物取扱責任者に関する、法第8条第2項の条文の一部である。（　）の中に入れるべき字句の正しい組合せを一つ選べ。

次に掲げる者は、前条の毒物劇物取扱責任者となることができない。

一　（A）歳未満の者

二　（省略）

三　麻薬、（B）、あへん又は覚せい剤の中毒者

四　毒物若しくは劇物又は薬事に関する罪を犯し、罰金以上の刑に処せられ、その執行を終り、又は執行を受けることがなくなった日から起算して（C）を経過していない者

	A	B	C
☐ 1．	18	向精神薬	2年
2．	18	大麻	3年
3．	20	向精神薬	3年
4．	20	大麻	2年
5．	18	大麻	2年

【9】毒物劇物取扱責任者に関する記述の正誤について、正しい組合せを一つ選べ。

A．毒物劇物販売業者は、毒物劇物取扱責任者を変更したときは、その店舗の所在地の都道府県知事（その店舗の所在地が、保健所を設置する市又は特別区の区域にある場合においては、市長又は区長。）に30日以内に、その毒物劇物取扱責任者の氏名を届け出なければならない。

B．一般毒物劇物取扱者試験に合格した者は、農業用品目販売業の店舗において、毒物劇物取扱責任者になることができない。

C．特定品目毒物劇物取扱者試験に合格した者は、法令で定める特定品目の毒物若しくは劇物のみを取り扱う輸入業の営業所若しくは特定品目販売業の店舗においてのみ、毒物劇物取扱責任者になることができる。

D．毒物又は劇物を取り扱う製造所、営業所又は店舗において、毒物又は劇物を直接に取り扱う業務に２年以上従事した経験があれば、毒物劇物取扱責任者になることができる。

	A	B	C	D
☐ 1．	正	誤	正	正
2．	誤	誤	正	正
3．	誤	正	誤	正
4．	正	正	誤	誤
5．	正	誤	正	誤

【10】法第９条及び第10条に規定されている、毒物劇物営業者が行う手続に関する記述の正誤について、正しい組合せを一つ選べ。

A．毒物劇物営業者は、氏名又は住所（法人にあっては、その名称又は主たる事務所の所在地）を変更したときは、30日以内にその旨を届け出なければならない。

B．毒物又は劇物の製造業者又は輸入業者は、登録を受けた毒物又は劇物以外の毒物又は劇物を製造し、又は輸入したときは、30日以内にその旨を届け出なければならない。

C．毒物劇物営業者は、毒物又は劇物の製造所、営業所又は店舗における営業を廃止したときは、30日以内にその旨を届け出なければならない。

	A	B	C
1.	正	誤	正
2.	正	誤	誤
3.	正	正	正
4.	誤	正	誤
5.	誤	誤	誤

【11】次の記述は、毒物又は劇物の取扱に関する、法第11条第4項及び省令第11条の4の条文である。（ ）の中に入れるべき字句の正しい組合せを一つ選べ。

法第11条第4項

毒物劇物営業者及び特定毒物研究者は、毒物又は厚生労働省令で定める劇物については、その容器として、（A）を使用してはならない。

省令第11条の4

法第11条第4項に規定する劇物は、（B）とする。

	A	B
1.	密閉できない構造の物	すべての劇物
2.	衝撃に弱い構造の物	常温・常圧下で液体の劇物
3.	飲食物の容器として通常使用される物	すべての劇物
4.	密閉できない構造の物	興奮、幻覚作用のある劇物
5.	飲食物の容器として通常使用される物	常温・常圧下で液体の劇物

【12】毒物又は劇物の表示に関する法の規定に基づく、次の記述の正誤について、正しい組合せを一つ選べ。

A．毒物劇物営業者は、劇物の容器及び被包に、「医薬用外」の文字及び白地に赤色をもって「劇物」の文字を表示しなければならない。

B．特定毒物研究者は、毒物の容器及び被包に、「医薬用外」の文字及び黒地に白色をもって「毒物」の文字を表示しなければならない。

C．毒物劇物営業者は、劇物を貯蔵し、又は陳列する場所に、「医薬用外」の文字及び「劇物」の文字を表示しなければならない。

	A	B	C
1.	誤	誤	正
2.	正	誤	誤
3.	正	誤	正
4.	誤	正	誤
5.	正	正	誤

【13】省令第11条の６に基づき、毒物又は劇物の製造業者が製造した硫酸を含有する製剤たる劇物（住宅用の洗浄剤で液体状のものに限る。）を販売する場合、取扱及び使用上特に必要な表示事項として、その容器及び被包に表示が定められているものの正誤について、正しい組合せを一つ選べ。

A．小児の手の届かないところに保管しなければならない旨

B．皮膚に触れた場合には、石けんを使ってよく洗うべき旨

C．使用の際、手足や皮膚、特に眼にかからないように注意しなければならない旨

	A	B	C
1．	正	正	正
2．	正	誤	正
3．	正	誤	誤
4．	誤	正	正
5．	誤	正	誤

【14】法第13条に基づく、特定の用途に供される毒物又は劇物の販売等に関する記述の正誤について、正しい組合せを一つ選べ。

A．硫酸亜鉛を含有する製剤たる劇物については、あせにくい黒色で着色したものでなければ、農業用として販売し、又は授与してはならない。

B．燐（りん）化亜鉛を含有する製剤たる劇物については、あせにくい黒色で着色したものでなければ、農業用として販売し、又は授与してはならない。

C．硫酸ニコチンを含有する製剤たる毒物については、省令で定める方法により着色したものでなければ、農業用として販売し、又は授与してはならない。

	A	B	C
1．	誤	誤	正
2．	正	誤	誤
3．	正	誤	正
4．	誤	正	誤
5．	正	正	正

【15】次の記述は、法第14条第1項の条文である。（　）の中に入れるべき字句の正しい組合せを下表から一つ選べ。なお、複数箇所の（A）内には、同じ字句が入る。

毒物劇物営業者は、毒物又は劇物を他の毒物劇物営業者に販売し、又は（A）したときは、その都度、次に掲げる事項を書面に記載しておかなければならない。

一　毒物又は劇物の名称及び（B）

二　販売又は（A）の年月日

三　譲受人の氏名、（C）及び住所（法人にあっては、その名称及び主たる事務所の所在地）

	A	B	C
☐ 1．	授与	数量	年齢
2．	授与	含量	年齢
3．	譲受	含量	職業
4．	譲受	含量	年齢
5．	授与	数量	職業

【16】法第15条に規定されている、毒物又は劇物の交付の制限等に関する記述の正誤について、正しい組合せを一つ選べ。

A．毒物劇物営業者は、トルエンを麻薬、大麻、あへん又は覚せい剤の中毒者に交付してはならない。

B．毒物劇物営業者は、ナトリウムの交付を受ける者の氏名及び職業を確認した後でなければ、交付してはならない。

C．毒物劇物営業者は、ナトリウムの交付を受ける者の確認に関する事項を記載した帳簿を、最終の記載をした日から6年間、保存しなければならない。

	A	B	C
☐ 1．	正	正	誤
2．	誤	誤	正
3．	誤	正	正
4．	正	誤	誤
5．	正	正	正

【17】政令第40条の５に規定されている、水酸化ナトリウム20％を含有する製剤で液体状のものを、車両１台を使用して、１回につき7,000kg運搬する場合の運搬方法に関する記述について、正しいものの組合せを１～５から一つ選べ。

A．２人で運転し、３時間ごとに交代し、12時間後に目的地に着いた。

B．交替して運転する者を同乗させず、１人で連続して５時間運転後に１時間休憩をとり、その後３時間運転して目的地に着いた。

C．車両に、保護手袋、保護長ぐつ、保護衣及び保護眼鏡を１人分備えた。

D．車両には、運搬する劇物の名称、成分及びその含量並びに事故の際に講じなければならない応急の措置の内容を記載した書面を備えた。

☐ １．A、B　２．A、C　３．A、D
４．B、C　５．C、D

【18】法第17条に規定されている、毒物又は劇物の事故の際の措置に関する記述について、正しいものの組合せを１～５から一つ選べ。

A．毒物劇物営業者は、取り扱っている劇物が流出し、多数の者に保健衛生上の危害が生ずるおそれがある場合、直ちに、その旨を保健所、警察署又は消防機関に届け出なければならない。

B．毒物劇物製造業者は、取り扱っている劇物が漏れた場合において、保健衛生上の危害を防止するために必要な応急の措置を講じなければならない。

C．毒物劇物製造業者が貯蔵していた劇物が盗難にあった場合、毒物が含まれていなければ、警察署への届出は不要である。

D．毒物又は劇物の業務上取扱者は、取り扱っている劇物が染み出し、不特定の者に保健衛生上の危害が生ずるおそれがある場合でも、保健所、警察署又は消防機関への届出は不要である。

☐ １．A、B　２．A、C　３．A、D
４．B、D　５．C、D

【19】次の記述は、法第18条第１項の条文である。(　)の中に入れるべき字句の正しい組合せを一つ選べ。

(A)は、(B)必要があると認めるときは、毒物劇物営業者若しくは特定毒物研究者から必要な報告を徴し、又は薬事監視員のうちからあらかじめ指定する者に、これらの者の製造所、営業所、店舗、研究所その他業務上毒物若しくは劇物を取り扱う場所に立ち入り、帳簿その他の物件を検査させ、関係者に質問させ、若しくは試験のため必要な最小限度の分量に限り、毒物、劇物、第11条第２項の政令で定める物若しくはその疑いのある物を(C)させることができる。

	A	B	C
1．	都道府県知事	保健衛生上	収去
2．	厚生労働大臣	保健衛生上	検査
3．	厚生労働大臣	犯罪捜査上	収去
4．	厚生労働大臣	犯罪捜査上	検査
5．	都道府県知事	犯罪捜査上	収去

【20】法第22条第１項に規定されている、業務上取扱者の届出が必要な事業について、正しいものの組合せを１～５から一つ選べ。

A．無機水銀化合物たる毒物及びこれを含有する製剤を取り扱う、電気めっきを行う事業

B．無機シアン化合物たる毒物及びこれを含有する製剤を取り扱う、金属熱処理を行う事業

C．砒(ひ)素化合物たる毒物及びこれを含有する製剤を取り扱う、ねずみの駆除を行う事業

D．砒(ひ)素化合物たる毒物及びこれを含有する製剤を取り扱う、しろありの防除を行う事業

1．A、B　　2．A、C　　3．A、D
4．B、D　　5．C、D

〔基礎化学〕

【21】Al（アルミニウム）、Cu（銅）、K（カリウム）、Pb（鉛）をイオン化傾向の大きいものから順に並べたものとして、正しいものを1～5から一つ選べ。

☐ 1．Al ＞ K ＞ Cu ＞ Pb
2．Al ＞ K ＞ Pb ＞ Cu
3．Al ＞ Pb ＞ K ＞ Cu
4．K ＞ Al ＞ Pb ＞ Cu
5．K ＞ Cu ＞ Al ＞ Pb

【22】互いが同素体である正しいものの組合せを1～5から一つ選べ。

A．赤リンと黄リン
B．一酸化炭素と二酸化炭素
C．ダイヤモンドと黒鉛
D．メタノールとエタノール

☐ 1．A、B　　2．A、C　　3．A、D
4．B、D　　5．C、D

【23】塩化ナトリウム234.0gを水に溶かして2.0Lの水溶液をつくった。この溶液のモル濃度は何mol/Lか。最も近い値を1～5から一つ選べ。ただし、Naの原子量を23.0、Clの原子量を35.5とする。

☐ 1．1.0　　2．2.0　　3．3.0
4．4.0　　5．5.0

【24】次のマグネシウムに関する記述について、（　）の中に入れるべき字句の正しい組合せを一つ選べ。

マグネシウム原子は、原子核に12個の陽子があり、電子殻に（A）個の電子がある。最外殻から2個の電子が放出されると、電子配置は貴ガス（希ガス）の（B）原子と同じになり、安定になる。この時、陽子に比べて電子数が2個（C）なり、2価の陽イオンであるマグネシウムイオンになる。

	A	B	C
☐ 1．	12	ネオン	少なく
2．	12	アルゴン	少なく
3．	14	ヘリウム	多く
4．	20	アルゴン	多く
5．	20	ネオン	少なく

【25】濃度がわからない過酸化水素水20.0mLに希硫酸を加えて酸性とし、これに0.0400mol/Lの過マンガン酸カリウム水溶液を滴下していくと、10.0mL加えたところで、過マンガン酸カリウムの赤紫色が消失しなくなり、溶液が薄い赤紫色になった。この過酸化水素水の濃度は何mol/Lになるか。最も近い値を1～5から一つ選べ。なお、硫酸酸性下での過酸化水素水と過マンガン酸カリウム水溶液の反応は、次の化学反応式で表されるものとする。

$$2KMnO_4 + 5H_2O_2 + 3H_2SO_4 \longrightarrow 2MnSO_4 + 5O_2 + 8H_2O + K_2SO_4$$

☐ 1．0.0100　2．0.0200　3．0.0250
4．0.0500　5．0.100

【26】次の気体の性質に関する記述について、正しいものの組合せを1～5から一つ選べ。

A．温度が一定のとき、一定物質量の気体の体積は圧力に比例する。
B．圧力が一定のとき、一定物質量の気体の体積は絶対温度に比例する。
C．混合気体の全圧は、各成分気体の分圧の和に等しい。
D．実在気体は、低温・高圧の条件下では理想気体に近いふるまいをする。

☐ 1．A、B　2．A、D　3．B、C
4．B、D　5．C、D

【27】次の化学反応及びその速さ（反応速度）に関する記述について、<u>誤っているもの</u>を1～5から一つ選べ。

☐ 1．一般に、反応物の濃度が大きいほど、反応速度は小さくなる。
2．一般に、固体が関係する反応では、固体の表面積を大きくすると、反応速度は大きくなる。
3．反応速度は、温度以外の条件が一定のとき、温度が高くなると、大きくなる。
4．反応の前後で物質自体は変化せず、反応速度を大きくする物質を触媒という。
5．反応物を活性化状態（遷移状態）にするのに必要な最小のエネルギーを、その反応の活性化エネルギーという。

【28】次のコロイドに関する記述について、正しいものの組合せを1～5から一つ選べ。

A．気体、液体、固体の中に、ほかの物質が直径1～数百nm（ナノメートル）程度の大きさの粒子となって分散している状態をコロイドという。

B．疎水コロイドに少量の電解質を加えたとき、沈殿が生じる現象を塩析という。

C．コロイド溶液では、熱運動によって分散媒分子が不規則にコロイド粒子に衝突するために、コロイド粒子が不規則な運動をする。これをブラウン運動という。

D．透析は、コロイド粒子が半透膜を透過できる性質を利用している。

☐ 1．A、B　　2．A、C　　3．A、D
4．B、D　　5．C、D

【29】次の反応熱に関する記述の正誤について、正しい組合せを一つ選べ。

A．燃焼熱とは、物質1molが完全に燃焼するときの反応熱で、すべて発熱反応である。

B．生成熱とは、化合物1molがその成分元素の単体から生成するときの反応熱で、すべて発熱反応である。

C．化学反応式の右辺に反応熱を書き加え、両辺を等号（=）で結んだ式を、熱化学方程式という。

	A	B	C
☐ 1．	誤	正	誤
2．	正	正	正
3．	誤	正	正
4．	正	誤	正
5．	正	誤	誤

【30】次の物質のうち、共有結合を<u>形成しない物質</u>を、1～5から一つ選べ。

☐ 1．二酸化ケイ素　　2．アンモニア　　3．二酸化炭素
4．塩化水素　　5．カリウム

【31】次の水素に関する記述について、（　）の中に入れるべき字句の正しい組合せを一つ選べ。

水素は、無色、無臭で、すべての物質の中で単体の密度が最も（A）。また、水に溶けにくいので、水素を発生させる際には（B）で捕集する。水素は、貴ガス（希ガス）を除くほとんどの元素と反応して化合物を作る。NH_3、H_2O、HFなどがあり、これらの水素化合物は、周期表で右へ行くほど酸性が（C）なる。

	A	B	C
1.	大きい	水上置換	弱く
2.	大きい	下方置換	強く
3.	小さい	水上置換	強く
4.	小さい	水上置換	弱く
5.	小さい	下方置換	弱く

【32】次の窒素とその化合物に関する一般的な記述について、誤っているものを１～５から一つ選べ。

1. 窒素は、無色、無臭の気体で、空気中に体積比で約78％含まれる。
2. アンモニアは、工業的には触媒を用いて、窒素と水素から合成される。
3. 一酸化窒素は、水に溶けやすい赤褐色の気体である。
4. 二酸化窒素は、一酸化窒素が空気中で速やかに酸化されて生成する。
5. 硝酸は光や熱で分解しやすいので、褐色のびんに入れ冷暗所に保存する。

【33】次のアルコールに関する一般的な記述について、誤っているものを１～５から一つ選べ。

1. メタノールは、水と任意の割合で混じり合う。
2. エタノールは、酵母によるグルコース（ブドウ糖）のアルコール発酵によって得られる。
3. エチレングリコール（1, 2－エタンジオール）は、粘性のある不揮発性の液体で、自動車エンジン冷却用の不凍液に用いられる。
4. グリセリン（1, 2, 3－プロパントリオール）は、油脂を水酸化ナトリウム水溶液でけん化することで得られる。
5. 第二級アルコールは、酸化されるとカルボン酸になる。

【34】次の芳香族化合物に関する記述について、正しいものを1～5から一つ選べ。

☐ 1. トルエンは、ベンゼンの水素原子1個をヒドロキシ基で置換した化合物である。
2. ナフタレンは、2個のベンゼン環が一辺を共有した構造を持つ物質であり、用途のひとつとして防虫剤がある。
3. フェノールは、石炭酸とも呼ばれ、その水溶液は炭酸よりも強い酸性を示す。
4. 安息香酸の水溶液は、塩酸と同程度の酸性を示す。
5. サリチル酸は、分子中に－COOHと－NH_2の両方を持っている。

【35】イオン交換樹脂に関する記述について、（　）の中に入れるべき字句の正しい組合せを一つ選べ。なお、複数箇所の（B）内には、同じ字句が入る。

溶液中のイオンを別のイオンと交換するはたらきをもつ合成樹脂を、イオン交換樹脂という。スルホ基（－SO_3H）を導入したものは、陽イオン交換樹脂といい、これに塩化ナトリウム（NaCl）水溶液を通すと、水溶液中の（A）が樹脂中の（B）と置換され、（B）が放出される。そのため、溶液は（C）になる。

	A	B	C
☐ 1.	Na^+	H^+	酸性
2.	Na^+	H^+	塩基性
3.	Na^+	OH^-	酸性
4.	Cl^-	OH^-	酸性
5.	Cl^-	OH^-	塩基性

〔実地（性質・貯蔵・取扱い方法等）〕

※　「毒物及び劇物の廃棄の方法に関する基準」及び「毒物及び劇物の運搬事故時における応急措置に関する基準」は、それぞれ厚生省（現厚生労働省）から通知されたものをいう。

【36】次の物質のうち、劇物に<u>該当しないもの</u>を1～5から一つ選べ。

☐ 1. モノクロル酢酸
2. 塩化第一水銀（別名：塩化水銀（Ⅰ））
3. ホスゲン（別名：カルボニルクロライド）
4. クロルエチル
5. 酢酸タリウム

【37】次の物質のうち、毒物に該当しないものを１～５から一つ選べ。

1．ジニトロフェノール
2．ニッケルカルボニル
3．四アルキル鉛
4．シアン酸ナトリウム
5．モノフルオール酢酸

【38】「毒物及び劇物の運搬事故時における応急措置に関する基準」に基づく、次の物質の飛散又は漏えい時の措置として、該当する物質名との最も適切な組合せを一つ選べ。なお、作業にあたっては、風下の人を避難させる、飛散又は漏えいした場所の周辺にはロープを張るなどして人の立入りを禁止する、作業の際には必ず保護具を着用する、風下で作業しない、廃液が河川等に排出されないように注意する、付近の着火源となるものは速やかに取り除く、などの基本的な対応を行っているものとする。

（物質名）亜砒酸（別名：三酸化二砒素）、クロルスルホン酸、臭素

A．多量の場合、漏えい箇所や漏えいした液には水酸化カルシウム（消石灰）を十分に散布し、むしろ、シート等をかぶせ、その上に更に水酸化カルシウム（消石灰）を散布して吸収させる。漏えい容器には散水しない。

B．飛散したものは空容器にできるだけ回収し、そのあとを硫酸鉄（Ⅲ）（硫酸第二鉄）等の水溶液を散布し、水酸化カルシウム（消石灰）、炭酸ナトリウム（ソーダ灰）等の水溶液を用いて処理した後、多量の水を用いて洗い流す。

C．多量の場合、漏えいした液は土砂等でその流れを止め、霧状の水を徐々にかけ、十分に分解希釈した後、炭酸ナトリウム（ソーダ灰）、水酸化カルシウム（消石灰）等で中和し、多量の水を用いて洗い流す。

	A	B	C
1．	亜砒酸	臭素	クロルスルホン酸
2．	クロルスルホン酸	臭素	亜砒酸
3．	クロルスルホン酸	亜砒酸	臭素
4．	臭素	クロルスルホン酸	亜砒酸
5．	臭素	亜砒酸	クロルスルホン酸

【39】「毒物及び劇物の廃棄の方法に関する基準」に基づき、次の物質とその廃棄方法に関する記述の正誤について、正しい組合せを一つ選べ。

物質名	廃棄方法
A．クレゾール	そのまま再生利用するため蒸留する。
B．ホスゲン（別名：カルボニルクロライド）	多量の水酸化ナトリウム水溶液（10％程度）に撹拌（かくはん）しながら少量ずつガスを吹き込み分解した後、希硫酸を加えて中和する。
C．水銀	おが屑（木粉）等の可燃物に混ぜて、スクラバーを備えた焼却炉で焼却する。
D．ホルムアルデヒド	多量の水を加えて希薄な水溶液とした後、次亜塩素酸塩水溶液を加えて分解させ廃棄する。

	A	B	C	D
1．	正	誤	正	誤
2．	正	誤	誤	正
3．	誤	正	正	誤
4．	誤	正	誤	正
5．	誤	誤	誤	正

【40】毒物及び劇物の廃棄の方法に関する基準」に基づき、次の物質の廃棄方法の正誤について、正しい組合せを一つ選べ。

A．アクロレインは、中和法により廃棄する。

B．一酸化鉛は、固化隔離法により廃棄する。

C．エチレンオキシドは、活性汚泥法により廃棄する。

D．二硫化炭素は、還元法により廃棄する。

	A	B	C	D
1．	正	誤	正	正
2．	正	誤	正	誤
3．	誤	正	正	誤
4．	誤	正	誤	正
5．	正	正	誤	正

【41】 次の劇物とその用途の正誤について、正しい組合せを一つ選べ。

	劇物		用途
A.	過酸化水素水	…………	獣毛、羽毛などの漂白剤
B.	クロロプレン	…………	合成ゴム原料
C.	ニトロベンゼン	………	ニトログリセリンの原料

	A	B	C
☐ 1.	誤	正	正
2.	誤	正	誤
3.	誤	誤	正
4.	正	正	誤
5.	正	誤	正

【42】 アジ化ナトリウムの水への溶解性及び用途について、最も適切な組合せを一つ選べ。

	溶解性	用途
☐ 1.	水に不溶	試薬、医療検体の防腐剤
2.	水に可溶	試薬、医療検体の防腐剤
3.	水に不溶	除草剤、抜染剤、酸化剤
4.	水に可溶	除草剤、抜染剤、酸化剤
5.	水に不溶	消毒、殺菌、木材の防腐剤、合成樹脂可塑剤

【43】次の物質とその毒性に関する記述の正誤について、正しい組合せを一つ選べ。

物質名	廃棄方法
A．フェノール	皮膚に付くと火傷を起こし、白くなる。経口摂取すると、口腔(くう)、咽喉、胃に高度の灼熱感を訴え、悪心、嘔(おう)吐、めまいを起こし、失神、虚脱、呼吸麻痺(ひ)で倒れる。尿は特有の暗赤色を呈する。
B．トルエン	吸入した場合、短時間の興奮期を経て、深い麻酔状態に陥ることがある。
C．燐(りん)化亜鉛	嚥(えん)下吸入したときに、胃および肺で胃酸や水と反応して発生する生成物により中毒を起こす。

	A	B	C
1．	正	正	正
2．	正	誤	正
3．	正	誤	誤
4．	誤	正	誤
5．	誤	誤	誤

【44】次の物質と、その中毒の対処に適切な解毒剤又は治療剤の正誤について、正しい組合せを一つ選べ。

物質	解毒剤又は治療剤
A．砒(ひ)素化合物	ジメルカプロール（別名：BAL）
B．カーバメート系殺虫剤	2－ピリジルアルドキシムメチオダイド（別名：PAM）
C．有機燐(りん)化合物	硫酸アトロピン

	A	B	C
1．	正	正	正
2．	正	正	誤
3．	正	誤	正
4．	誤	正	誤
5．	誤	誤	正

【45】次の物質の貯蔵方法等に関する記述について、該当する物質名との最も適切な組合せを一つ選べ。

（物質名）アクリルニトリル、塩素酸ナトリウム、シアン化カリウム

A．潮解性、爆発性があるので、可燃性物質とは離し、また金属容器は避けて、乾燥している冷暗所に密栓して貯蔵する。

B．きわめて引火しやすいため、炎や火花を生じるような器具から十分離しておく。硫酸や硝酸などの強酸と激しく反応するので、強酸と安全な距離を保つ必要がある。できるだけ直接空気に触れることを避け、窒素のような不活性ガスの雰囲気の中に貯蔵するのがよい。

C．少量ならばガラス瓶、多量ならばブリキ缶あるいは鉄ドラム缶を用い、酸類とは離して風通しのよい乾燥した冷所に密封して貯蔵する。

	A	B	C
☐ 1.	シアン化カリウム	アクリルニトリル	塩素酸ナトリウム
2.	アクリルニトリル	シアン化カリウム	塩素酸ナトリウム
3.	アクリルニトリル	塩素酸ナトリウム	シアン化カリウム
4.	塩素酸ナトリウム	シアン化カリウム	アクリルニトリル
5.	塩素酸ナトリウム	アクリルニトリル	シアン化カリウム

【46】次の物質とその取扱上の注意等に関する記述の正誤について、正しい組合せを一つ選べ。

	物質	取扱上の注意
A.	無水クロム酸 ……………	空気中では徐々に二酸化炭素と反応して、有毒なガスを生成する。
B.	過酸化ナトリウム ………	有機物、硫黄などに触れて水分を吸うと、自然発火する。
C.	クロロホルム ……………	火災などで強熱されるとホスゲン（別名：カルボニルクロライド）を生成するおそれがある。

	A	B	C
☐ 1.	正	正	誤
2.	正	誤	正
3.	正	誤	誤
4.	誤	正	正
5.	誤	誤	正

【47】次の物質とその性状に関する記述の正誤について、正しい組合せを一つ選べ。

物質	性状
A．キノリン	無色又は淡黄色の不快臭の吸湿性の液体であり、蒸気は空気より重い。熱水、エタノール、エーテル、二硫化炭素に可溶である。
B．フェノール	無色あるいは白色の結晶であり、空気中で容易に赤変する。水溶液に1/4量のアンモニア水と数滴のさらし粉溶液を加えて温めると、藍色を呈する。
C．ぎ酸	無色透明の結晶であり、光によって黒変する。強力な酸化剤であり、腐食性がある。水に極めて溶けやすく、アセトン、グリセリンに可溶である。

	A	B	C
☐ 1．	正	正	誤
2．	正	誤	正
3．	誤	正	正
4．	誤	正	誤
5．	誤	誤	正

【48】次の物質とその性状に関する記述の正誤について、正しい組合せを一つ選べ。

物質	性状
A．ジボラン	無色の可燃性の気体で、ビタミン臭を有する。水により速やかに加水分解する。
B．セレン	橙赤色の柱状結晶である。水に可溶、アルコールに不溶であり、強力な酸化剤である。
C．弗(ふっ)化水素酸	無色、無臭の可燃性の液体で、水に溶けにくく、アルコール、クロロホルム等に易溶である。

	A	B	C
☐ 1．	正	正	誤
2．	正	誤	誤
3．	誤	正	正
4．	誤	正	誤
5．	誤	誤	正

【49】次の物質とその性状に関する記述の正誤について、正しい組合せを一つ選べ。

	物質	性状
A.	黄燐（りん）	白色又は淡黄色のロウ様の固体で、ニンニク臭を有する。水にはほとんど溶けない。
B.	メチルアミン	腐ったキャベツのような悪臭のある気体で、水に可溶である。
C.	メチルメルカプタン	無色で魚臭（高濃度はアンモニア臭）のある気体である。水に大量に溶解し、強塩基となる。

	A	B	C
1.	正	誤	誤
2.	正	正	誤
3.	正	誤	正
4.	誤	正	正
5.	誤	正	誤

【50】四塩化炭素の識別方法に関する記述について、最も適切なものを１～５から一つ選べ。

1. アルコール溶液は、白色の羊毛又は絹糸を鮮黄色に染める。
2. 水溶液を白金線につけて無色の火炎中に入れると、火炎は著しく黄色に染まる。
3. エーテル溶液に、ヨードのエーテル溶液を加えると、褐色の液状沈殿を生じ、これを放置すると赤色針状結晶となる。
4. 木炭とともに熱すると、メルカプタンの臭気を放つ。
5. アルコール性の水酸化カリウムと銅粉とともに煮沸すると、黄赤色の沈殿を生成する。

▶▶正解＆解説 ………………………………………………………………………………

【1】5

〔解説〕取締法第1条（取締法の目的）。

【2】2

〔解説〕取締法第2条（定義）第1項。

【3】3

〔解説〕A．毒物又は劇物の輸入業の登録を受けた者でなければ、毒物又は劇物を販売又は授与の目的で輸入してはならない。取締法第3条（毒物劇物の禁止規定）第2項。

B．取締法第3条（毒物劇物の禁止規定）第3項。

C．毒物又は劇物の販売業の登録を受けた者でなければ、毒物又は劇物を販売、授与してはならない。取締法第3条（毒物劇物の禁止規定）第3項。

【4】1

〔解説〕A．特定毒物研究者のほか、毒物若しくは劇物の製造業者も特定毒物を製造できる。取締法第3条の2（特定毒物の禁止規定）第1項。

B．取締法第3条の2（特定毒物の禁止規定）第4項。

C．特定毒物研究者、特定毒物使用者のほか、毒物劇物営業者も特定毒物を所持することができる。取締法第3条の2（特定毒物の禁止規定）第10項。

D．取締法第3条の2（特定毒物の禁止規定）第11項。

【5】4

〔解説〕取締法第3条の3（シンナー乱用の禁止）、施行令第32条の2（興奮、幻覚又は麻酔の作用を有する物）。

【6】2

〔解説〕取締法第3条の4（爆発性がある毒物劇物の所持禁止）、施行令第32条の3（発火性又は爆発性のある劇物）。亜塩素酸ナトリウム及びこれを含有する製剤（亜塩素酸ナトリウムを30%以上含有するものに限る）、ピクリン酸のほか、塩素酸塩類及びこれを含有する製剤（塩素酸塩類を35%以上含有するものに限る）、ナトリウムが規定されている。

【7】3

〔解説〕A．取締法第4条（営業の登録）第1項。

B．「6年ごと」⇒「5年ごと」。取締法第4条（営業の登録）第3項。

C．毒物又は劇物の販売業の登録の更新は、登録の日から起算して6年を経過した日の1月前までに、登録更新申請書に登録票を添えて提出することによって行うものとする。取締法第4条（営業の登録）第3項、施行規則第4条（登録の更新の申請）第2項。

【8】2

〔解説〕取締法第８条（毒物劇物取扱責任者の資格）第２項第１～４号。

【9】5

〔解説〕A．取締法第７条（毒物劇物取扱責任者）第３項。

B．一般毒物劇物取扱者試験に合格した者は、毒物劇物を取り扱う全ての製造所、営業所、店舗で、毒物劇物取扱責任者になることができる。取締法第８条（毒物劇物取扱者試験の種類）第４項。

C．取締法第８条（毒物劇物取扱者試験の種類）第４項。

D．実務経験の有無を問わず、①薬剤師、②厚生労働省令で定める学校で応用化学に関する学課を修了した者、③都道府県知事が行う毒物劇物取扱者試験に合格した者が、毒物劇物取扱責任者になることができる。取締法第８条（毒物劇物取扱責任者の資格）第１項第１～３号。

【10】1

〔解説〕A＆C．取締法第10条（届出）第１項第１号、第４号。

B．登録を受けた毒物又は劇物以外の毒物又は劇物を製造又は輸入しようとするときは、あらかじめ、毒物又は劇物の品目につき登録の変更を受けなければならない。取締法第９条（登録の変更）第１項。

【11】3

〔解説〕取締法第11条（毒物又は劇物の取扱い）第４項、施行規則第11条の４（飲食物の容器を使用してはならない劇物）。

【12】3

〔解説〕A．取締法第12条（毒物又は劇物の表示）第１項。

B．「黒地に白色」⇒「赤地に白色」。取締法第12条（毒物又は劇物の表示）第１項。

C．取締法第12条（毒物又は劇物の表示）第３項。

【13】2

〔解説〕A＆C．施行規則第11条の６（取扱及び使用上特に必要な表示事項）第２号イ、ロ。

B．選択肢の内容は、DDVPを含有する製剤（衣料用の防虫剤に限る）を販売し、又は授与するときの表示事項である。施行規則第11条の６（取扱及び使用上特に必要な表示事項）第３号二。

【14】4

〔解説〕A＆C．いずれも着色しなければ農業用として販売又は授与してはならないものに規定されていない。

B．取締法第13条（農業用の劇物）、施行令第39条（着色すべき農業用劇物）第１～２号、施行規則第12条（農業用劇物の着色方法）。燐化亜鉛又は硫酸タリウムを含有する製剤たる劇物については、あせにくい黒色で着色したものでなければ、農業用として販売、授与してはならない。

【15】5

〔解説〕取締法第14条（毒物又は劇物の譲渡手続）第１項第１～３号。記載事項に譲受人の年齢は含まれていない。

【16】4

〔解説〕A．取締法第15条（毒物又は劇物の交付の制限等）第１項第３号。

B．「氏名及び職業」⇒「氏名及び住所」。取締法第15条（毒物又は劇物の交付の制限等）第２項、取締法第３条の４（爆発性がある毒物劇物の所持禁止）、施行令第32条の３（発火性又は爆発性のある劇物）。

C．「６年間」⇒「５年間」。取締法第15条（毒物又は劇物の交付の制限等）第４項。

【17】3

〔解説〕施行令第40条の５（運搬方法）第２項。

A＆B．１人の運転者による連続運転時間（１回が連続10分以上で、かつ、合計が30分以上の運転の中断をすることなく連続して運転する時間をいう）が４時間を超える場合は、交替して運転する者を同乗させなければならない。施行令第40条の５第２項第１号、施行規則第13条の４（交替して運転する者の同乗）第１～２号。

C．「１人分」⇒「２人分以上」。施行令第40条の５第２項第３号、施行規則第13条の６（毒物又は劇物を運搬する車両に備える保護具）、別表第５。

D．施行令第40条の５第２項第４号。

【18】1

〔解説〕A＆B．取締法第17条（事故の際の措置）第１項。

C．毒物又は劇物が盗難にあい、又は紛失したときは、直ちにその旨を警察署に届け出なければならない。取締法第17条（事故の際の措置）第２項。

D．毒物又は劇物の業務上取扱者は、不特定又は多数の者に保健衛生上の危害が生ずるおそれがある場合は、直ちにその旨を保健所、警察署又は消防機関に届け出るとともに、保健衛生上の危害を防止するために必要な応急の措置を講じなければならない。取締法第17条（事故の際の措置）第１項、取締法第22条（業務上取扱者の届出等）第４項。

【19】1

〔解説〕取締法第18条（立入検査等）第1項。

【20】4

〔解説〕取締法第22条（業務上取扱者の届出等）第1項、施行令第41条、第42条（業務上取扱者の届出）各号。

A＆B．無機シアン化合物たる毒物及びこれを含有する製剤を取り扱う、電気めっきを行う事業と金属熱処理を行う事業は、業務上取扱者の届出が必要となる。

C．業務上取扱者の届出は必要ない。

D．砒（ひ）素化合物たる毒物及びこれを含有する製剤を取り扱う、しろありの防除を行う事業は、業務上取扱者の届出が必要となる。

【21】4

〔解説〕イオン化傾向の大きい順に並べると、カリウムK ＞ アルミニウムAl ＞ 鉛Pb ＞ 銅Cu となる。

【22】2

〔解説〕A＆C．同素体は、同じ元素の単体で性質の異なる物質をいう。赤リンPと黄リンP_4、ダイヤモンドと黒鉛は炭素Cの、それぞれ同素体である。

B＆D．一酸化炭素COと二酸化炭素CO_2、メタノールCH_3OHとエタノールC_2H_5OHは、それぞれ化合物である。

【23】2

〔解説〕塩化ナトリウムNaClの分子量＝23.0＋35.5＝58.5より、1mol＝58.5g。

塩化ナトリウム234.0gは、234.0／58.5＝4.0mol となる。

水溶液は2.0Lであることから、モル濃度は4.0mol／2.0L＝2.0mol/L となる。

【24】1

〔解説〕マグネシウム原子は、原子核に12個の陽子があり、電子殻に（A：12）個の電子がある。最外殻から2個の電子が放出されると、電子配置は貴ガス（希ガス※）の（B：ネオン）原子と同じになり、安定になる。この時、陽子に比べて電子数が2個（C：少なく）なり、2価の陽イオンであるマグネシウムイオンになる。

A．すべての原子において、陽子と電子の数は等しい。

B＆C．ネオンNeの電子は10個であるため、マグネシウムMgから2個の電子が放出され、陽子よりも2個電子が少なくなったマグネシウムイオンMg^{2+}と電子の数が等しくなる。

※日本化学会の提案や学習指導要領の改訂により、希ガスが『貴ガス』という表記に変更されている場合がある。本書では今後の出題表記が変更されることを考慮し、「貴ガス」については新旧表記をいずれも併記する。

【25】4

〔解説〕化学反応式より、過マンガン酸カリウム$KMnO_4$と過酸化水素H_2O_2の物質量の比は、2：5であることがわかる。求める過酸化水素水の濃度をx mol/Lとすると、次の比例式が成り立つ。

0.0400mol/L×（10.0/1000）L ：x mol/L×（20.0/1000）L ＝ 2：5

⇒　0.0400×0.01 ：x×0.02 ＝ 2：5

$$2\times0.02x = 5\times0.0004$$

$$0.04x = 0.002$$

$$x = 0.0500$$

【26】3

〔解説〕A．ボイルの法則…温度が一定のとき、一定物質量の気体の体積は圧力に「反比例」する。

B．シャルルの法則。

C．ドルトンの分圧の法則。

D．実在気体は、低温・高圧の条件下では「理想気体とのずれが大きくなる」。

【27】1

〔解説〕一般に、反応物の濃度が大きいほど、反応速度は「大きく」なる。

【28】2

〔解説〕B．疎水コロイドに少量の電解質を加えたとき、沈殿が生じる現象を「凝析」という。塩析は、親水コロイドに多量の電解質を加えたときに沈殿が生じる現象をいう。

D．透析は、コロイド粒子が半透膜を「透過できない」性質を利用している。

【29】4

〔解説〕B．生成熱とは、化合物1molがその成分元素の単体から生成するときの反応熱で、発熱反応と「吸熱反応」がある。

C．※日本化学会の提案や学習指導要領の改訂により、熱化学方程式は廃止されて『エンタルピー変化』を使用するようになる。本書では今後の出題に反映されることを考慮して注意喚起を掲載する。なお、この問題は出題時のまま熱化学方程式を使用している。

【30】5

〔解説〕共有結合とは、非金属元素のみからなる化学結合をいう。二酸化ケイ素SiO_2、アンモニアNH_3、二酸化炭素CO_2、塩化水素HClはいずれも非金属元素であり、共有結合を形成する。従って、金属元素であるカリウムKは共有結合を形成しない。

【31】3

〔解説〕水素H_2は、無色、無臭で、すべての物質の中で単体の密度が最も（A：小さい）。また、水に溶けにくいので、水素を発生させる際には（B：水上置換）で捕集する。水素は、貴ガス（希ガス）を除くほとんどの元素と反応して化合物を作る。アンモニアNH_3、水H_2O、フッ化水素HFなどがあり、これらの水素化合物は、周期表で右へ行くほど酸性が（C：強く）なる。

【32】3

〔解説〕一酸化窒素NOは水に溶けにくく、常温で無色・無臭の気体である。

【33】5

〔解説〕第二級アルコールは、酸化されると「ケトン」になる。第一級アルコールを酸化するとアルデヒドになり、更に酸化するとカルボン酸になる。

【34】2

〔解説〕1．トルエン$C_6H_5CH_3$は、ベンゼンC_6H_6の水素原子1個を「メチル基$-CH_3$」で置換した化合物である。ヒドロキシ基$-OH$で置換した化合物は、フェノールC_6H_5OHである。

3．フェノールは、石炭酸とも呼ばれ、その水溶液は炭酸よりも「弱い酸性」を示す。

4．安息香酸C_6H_5COOHの水溶液は、「強酸の塩酸HClよりは弱いが、炭酸やフェノールよりは強い酸性」を示す。

5．サリチル酸$C_6H_4(OH)COOH$は、分子中にカルボキシ基$-COOH$と「ヒドロキシ基$-OH$」の両方を持っている。

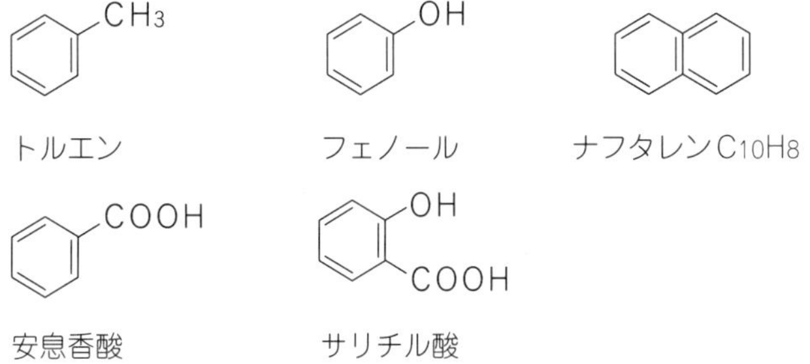

【35】1

〔解説〕溶液中のイオンを別のイオンと交換するはたらきをもつ合成樹脂を、イオン交換樹脂という。スルホ基（$-SO_3H$）を導入したものは、陽イオン交換樹脂といい、これに塩化ナトリウム（NaCl）水溶液を通すと、水溶液中の（A：ナトリウムイオンNa^+）が樹脂中の（B：水素イオンH^+）と置換され、（B：水素イオンH^+）が放出される。そのため、溶液は（C：酸性）になる。

【36】3

〔解説〕ホスゲン$COCl_2$…毒物。

1～2＆4～5．モノクロル酢酸$CH_2ClCOOH$、塩化第一水銀Hg_2Cl_2、クロルエチルC_2H_5Cl、酢酸タリウムCH_3COOTl…劇物。

【37】4

〔解説〕シアン酸ナトリウム$NaOCN$…劇物。

1＆2．ジニトロフェノール$C_6H_3(OH)(NO_2)_2$、ニッケルカルボニル$Ni(CO)_4$…毒物。

3＆5．四アルキル鉛PbR_4、モノフルオール酢酸$C_2H_3FO_2$…特定毒物。特定毒物は毒物に含まれる。

※以下、物質名の後に記載されている［　］は、物質を見分ける際に特徴となるキーワードを表す。

【38】5

〔解説〕A．臭素Br_2［水酸化カルシウム（消石灰）を散布して吸収］［むしろ、シート等］

B．亜砒(ひ)酸As_2O_3［硫(りゅう)酸鉄（Ⅲ）（硫酸第二鉄）等の水溶液を散布］［水酸化カルシウム（消石灰）、炭酸ナトリウム（ソーダ灰）等の水溶液を用いて処理］

C．クロルスルホン酸$ClSO_3H$［炭酸ナトリウム（ソーダ灰）、水酸化カルシウム（消石灰）等で中和］

【39】4

〔解説〕A＆C．クレゾール$C_6H_4(OH)CH_3$は、おが屑（木屑）等の可燃物に混ぜて、焼却炉で焼却する「燃焼法」を用いる。選択肢の「そのまま再生利用するため蒸留する」は、水銀Hgや砒素Asに用いられる「回収法」である。

B．ホスゲン$COCl_2$…アルカリ法。

D．ホルムアルデヒド$HCHO$…酸化法。

【40】3

〔解説〕A．アクロレイン$CH_2=CHCHO$…過剰の酸性亜硫酸ナトリウム水溶液に混合した後、次亜塩素酸水溶液で分解し、多量の水で希釈して処理する「酸化法」で廃棄する。

D．二硫化炭素CS_2…次亜塩素酸ナトリウム水溶液と水酸化ナトリウムの混合溶液を撹拌(かくはん)しながら二硫化炭素を滴下し、酸化分解させた後、多量の水で希釈して処理する「酸化法」で廃棄する。

【41】4

〔解説〕C．ニトロベンゼン$C_6H_5NO_2$…純アニリンの製造原料。

【42】2

〔解説〕アジ化ナトリウムNaN_3は、水に非常に溶けやすいが、アルコールやエーテルにはほとんど溶けない。試薬、医療検体の防腐剤のほか、かつてはエアバッグのガス発生剤として用いられていた。

【43】1

〔解説〕A．フェノールC_6H_5OH［皮膚に付くと火傷を起こし、白くなる］［尿は特有の暗赤色］

B．トルエン$C_6H_5CH_3$［短時間の興奮期］［深い麻酔状態］

C．燐化亜鉛Zn_3P_2［嚥下吸入］［胃および肺で胃酸や水と反応］

【44】3

〔解説〕A．砒素化合物にはBALのほか、チオ硫酸ナトリウムも解毒剤又は治療剤として用いられる。

B．カーバメート系殺虫剤の解毒剤又は治療剤として、硫酸アトロピンが用いられる。

C．有機燐化合物には硫酸アトロピンのほか、２－ピリジルアルドキシムメチオダイド（別名：PAM）も解毒剤又は治療剤として用いられる。

【45】5

〔解説〕A．塩素酸ナトリウム$NaClO_3$［潮解性］［乾燥している冷暗所に密栓して貯蔵］

B．アクリルニトリル$CH_2=CHCN$［きわめて引火しやすい］［窒素のような不活性ガスの雰囲気の中に貯蔵］

C．シアン化カリウムKCN［酸類とは離す］［乾燥した冷所に密封して貯蔵］

【46】4

〔解説〕A．無水クロム酸CrO_3は潮解性があり、可燃物と混合すると常温でも発火することがある。選択肢は［空気中で徐々に二酸化炭素CO_2と反応］［有毒なガス（シアン化水素（青酸ガス）HCN）を生成］より、シアン化カリウムKCNと考えられる。

B．過酸化ナトリウムNa_2O_2［有機物、硫黄などに触れて水分を吸う］［自然発火］

C．クロロホルム$CHCl_3$［火災などで強熱されるとホスゲンを生成するおそれ］

【47】1

〔解説〕A．キノリンC_9H_7N［無色又は淡黄色］［不快臭の吸湿性の液体］［熱水、アルコール、エーテル、二硫化炭素に可溶］

B．フェノールC_6H_5OH［無色あるいは白色の結晶］［空気中で容易に赤変］［１/４量のアンモニア水と数滴のさらし粉溶液］［藍色］

C．ぎ酸HCOOHは無色で刺激性の強い液体。弱酸で腐食性が強い。水に極めて溶けやすく、アルコールに可溶である。選択肢は［無色透明の結晶］［光によって黒変］［強力な酸化剤］より、硝酸銀$AgNO_3$と考えられる。

【48】2

〔解説〕A．ジボランB_2H_6［無色の可燃性の気体］［ビタミン臭］

B．セレンSeは灰色の金属光沢を有するペレットまたは黒色の粉末である。水に溶けず、硫(りゅう)酸H_2SO_4、二硫化炭素CS_2に溶ける。選択肢は［橙赤色の柱状結晶］［強力な酸化剤］より、重クロム酸カリウム$K_2Cr_2O_7$と考えられる。

C．弗(ふっ)化水素酸HF aqは無色またはわずかに着色した透明の液体である。不燃性で、特有の刺激臭をもち、水に極めて溶けやすい。

【49】1

〔解説〕A．黄燐(りん)P_4［白色又は淡黄色のロウ様の固体］［ニンニク臭］

B．選択肢は［腐ったキャベツのような悪臭のある気体］より、メチルメルカプタンCH_3SHと考えられる。

C．選択肢は［無色で魚臭（高濃度はアンモニア臭）のある気体］［強塩基］より、メチルアミンCH_3NH_2と考えられる。

【50】5

〔解説〕四塩化炭素CCl_4［水酸化カリウムと銅粉］［黄赤色の沈殿］

1．ピクリン酸$C_6H_2(OH)(NO_2)_3$［白色の羊毛又は絹糸］［鮮黄色］

2．水酸化ナトリウムNaOH［白金線］［火炎は著しく黄色］

3．ニコチン$C_{10}H_{14}N_2$［ヨードのエーテル溶液］［褐色の液状沈殿］［赤色針状結晶］

4．スルホナール$C_7H_{16}O_4S_2$［木炭］［メルカプタンの臭気］

3 令和2年度（2020年） 関西広域連合

〔毒物及び劇物に関する法規〕

【1】次の物質について、劇物に該当するものを1～5から一つ選べ。

☐ 1．ニコチン　　2．硫酸タリウム　　3．シアン化水素
4．砒（ひ）素　　5．セレン

【2】次の記述は法第3条の2第2項の条文である。（　）の中に入れるべき字句の正しい組合せを一つ選べ。

毒物若しくは劇物の（A）業者又は（B）でなければ、特定毒物を（A）してはならない。

	A	B
1．	輸入	特定毒物研究者
2．	輸出	特定毒物使用者
3．	販売	特定毒物使用者
4．	輸入	特定毒物使用者
5．	輸出	特定毒物研究者

【3】特定毒物の品目とその政令で定める用途の正誤について、正しい組合せを一つ選べ。

	特定毒物の品目	用途
A．	四アルキル鉛を含有する製剤	… ガソリンへの混入
B．	モノフルオール酢酸アミドを含有する製剤	… 野ねずみの駆除
C．	モノフルオール酢酸の塩類を含有する製剤	… かんきつ類などの害虫の防除

	A	B	C
1．	正	正	正
2．	正	誤	正
3．	正	誤	誤
4．	誤	正	正
5．	誤	正	誤

【4】次の記述は法第3条の3の条文である。(　)の中に入れるべき字句の正しい組合せを一つ選べ。

興奮、(A) 又は麻酔の作用を有する毒物又は劇物 (これらを含有する物を含む。) であって政令で定めるものは、みだりに摂取し、若しくは吸入し、又はこれらの目的で (B) してはならない。

	A	B
☐ 1.	覚せい	販売
2.	覚せい	所持
3.	幻覚	使用
4.	幻覚	所持
5.	催眠	販売

【5】次の物質について、法第3条の4に規定する引火性、発火性又は爆発性のある毒物又は劇物であって政令で定めるものに該当するものを1～5から一つ選べ。

☐ 1. 黄燐(りん)
2. カリウム
3. トルエン
4. 亜塩素酸ナトリウム30%を含有する製剤
5. 塩素酸ナトリウム30%を含有する製剤

【6】毒物又は劇物に関する営業の種類とその登録有効期間の正しい組合せを一つ選べ。

	営業の種類	登録有効期間
☐ 1.	製造業	2年
2.	製造業	3年
3.	輸入業	4年
4.	販売業	5年
5.	販売業	6年

【7】毒物又は劇物の販売業に関する記述の正誤について、正しい組合せを一つ選べ。

A．一般販売業の登録を受けた者であっても、特定毒物を販売してはならない。

B．農業用品目販売業の登録を受けた者は、農業上必要な毒物又は劇物であって省令で定めるもの以外の毒物又は劇物を販売してはならない。

C．特定品目販売業の登録を受けた者でなければ、特定毒物を販売することができない。

	A	B	C
☐ 1．	正	正	正
2．	正	正	誤
3．	正	誤	正
4．	誤	正	誤
5．	誤	誤	正

【8】省令第4条の4で規定されている、毒物又は劇物の販売業の店舗の設備の基準に関する記述の正誤について、正しい組合せを一つ選べ。

A．毒物又は劇物とその他の物とを区分して貯蔵できるものであること。

B．毒物又は劇物を陳列する場所にかぎをかける設備があること。

C．毒物又は劇物を貯蔵する場所が性質上かぎをかけることができないものであるときは、その周囲に警報装置が設けてあること。

	A	B	C
☐ 1．	正	誤	正
2．	誤	正	誤
3．	正	正	誤
4．	誤	誤	正
5．	正	正	正

【9】法第6条の規定による毒物劇物販売業の登録事項について、正しいものの組合せを1～5から一つ選べ。

A．申請者の氏名及び住所（法人の場合は名称及び主たる事務所の所在地）

B．店舗の所在地

C．販売または授与しようとする毒物又は劇物の品目

D．店舗の営業時間

☐ 1．A、B　　2．A、D　　3．B、C
4．B、D　　5．C、D

【10】次の記述は、法第７条の条文の一部である。（　）の中に入れるべき字句の正しい組合せを一つ選べ。

毒物劇物営業者は、毒物又は劇物を（A）取り扱う製造所、営業所又は店舗ごとに、（B）の毒物劇物取扱責任者を置き、毒物又は劇物による保健衛生上の危害の防止に当たらせなければならない。

	A	B
☐ 1.	専門に	常勤
2.	業務上	常勤
3.	直接に	専任
4.	業務上	専任
5.	直接に	常勤

【11】法の規定により、毒物劇物営業者が行う毒物又は劇物の表示に関する記述の正誤について、正しい組合せを一つ選べ。

A．毒物の容器及び被包に、黒地に白色をもって「毒物」の文字を表示しなければならない。

B．劇物の容器及び被包に、白地に赤色をもって「劇物」の文字を表示しなければならない。

C．劇物の容器及び被包には「医薬用外」の文字を必ずしも記載する必要はないが、毒物の容器及び被包には「医薬用外」の文字を記載する必要がある。

	A	B	C
☐ 1.	正	誤	正
2.	誤	正	誤
3.	正	正	誤
4.	誤	誤	正
5.	正	正	正

【12】毒物劇物営業者が、毒物又は劇物の容器及び被包に表示しなければ販売又は授与できない事項について、正しいものの組合せを一つ選べ。

A．毒物又は劇物の成分及びその含量
B．毒物又は劇物の使用期限
C．毒物又は劇物の製造番号
D．有機燐化合物及びこれを含有する製剤たる毒物及び劇物の場合は、省令で定める解毒剤の名称

☐ 1．A、B　　2．A、C　　3．A、D
4．B、C　　5．C、D

【13】毒物劇物営業者が、「あせにくい黒色」で着色したものでなければ、農業用として販売し、又は授与してはならないものとして、政令で定める劇物の正しいものの組合せを１～５から一つ選べ。

A．硫化カドミウムを含有する製剤たる劇物
B．硫酸タリウムを含有する製剤たる劇物
C．沃化メチルを含有する製剤たる劇物
D．燐化亜鉛を含有する製剤たる劇物

☐ 1．A、B　　2．A、C　　3．B、C
4．B、D　　5．C、D

【14】法第14条の規定により、毒物劇物営業者が毒物又は劇物を毒物劇物営業者以外の者に販売するとき、その譲受人から提出を受けなければならない書面に記載が必要な事項について、正しいものの組合せを１～５から一つ選べ。

A．毒物又は劇物の名称及び数量
B．使用の年月日
C．譲受人の氏名、職業及び住所
D．譲受人の年齢

☐ 1．A、B　　2．A、C　　3．B、C
4．B、D　　5．C、D

【15】法第15条に規定する、毒物又は劇物の交付の制限等に関する記述の正誤について、正しい組合せを一つ選べ。

A．毒物劇物営業者は、毒物又は劇物を18歳の者に交付してはならない。

B．毒物劇物営業者は、毒物又は劇物を麻薬、大麻、あへん又は覚せい剤の中毒者に交付してはならない。

C．毒物劇物営業者は、ナトリウムの交付を受ける者の氏名及び住所を確認したときは、確認に関する事項を記載した帳簿を、最終の記載をした日から３年間、保存しなければならない。

	A	B	C
1．	正	誤	正
2．	誤	正	誤
3．	正	正	誤
4．	誤	誤	正
5．	正	正	正

【16】次の記述は政令第40条の条文の一部である。（　）の中に入れるべき字句の正しい組合せを一つ選べ。

法第15条の２の規定により、毒物若しくは劇物又は法第11条第２項に規定する政令で定める物の廃棄の方法に関する技術上の基準を次のように定める。

一　中和、加水分解、酸化、還元、（A）その他の方法により、毒物及び劇物並びに法第11条第２項に規定する政令で定める物のいずれにも該当しない物とすること。

二　（B）又は揮発性の毒物又は劇物は、保健衛生上危害を生ずるおそれがない場所で、少量ずつ放出し、又は（C）させること。

三　可燃性の毒物又は劇物は、保健衛生上危害を生ずるおそれがない場所で、少量ずつ（D）させること。

四　（略）

	A	B	C	D
1．	稀釈	ガス体	揮発	燃焼
2．	冷却	液体	濃縮	溶解
3．	稀釈	液体	濃縮	燃焼
4．	冷却	ガス体	濃縮	溶解
5．	冷却	ガス体	揮発	燃焼

【17】毒物又は劇物を運搬する車両に掲げる標識に関する記述について、（ ）の中に入れるべき字句の正しい組合せを一つ選べ。

車両を使用して塩素を１回につき6,000kg運搬する場合、運搬する車両に掲げる標識は、（A）m平方の板に、地を（B）、文字を（C）として（D）と表示し、車両の前後の見やすい箇所に掲げなければならない。

	A	B	C	D
1．	0.3	白色	黄色	「劇」
2．	0.5	黒色	白色	「毒」
3．	0.3	黒色	白色	「毒」
4．	0.5	白色	黄色	「劇」
5．	0.3	黒色	黄色	「毒」

【18】政令第40条の９第１項の規定により、毒物劇物営業者が譲受人に対し、提供しなければならない情報の内容の正誤について、正しい組合せを一つ選べ。

A．応急措置

B．漏出時の措置

C．安定性及び反応性

D．毒物劇物取扱責任者の氏名

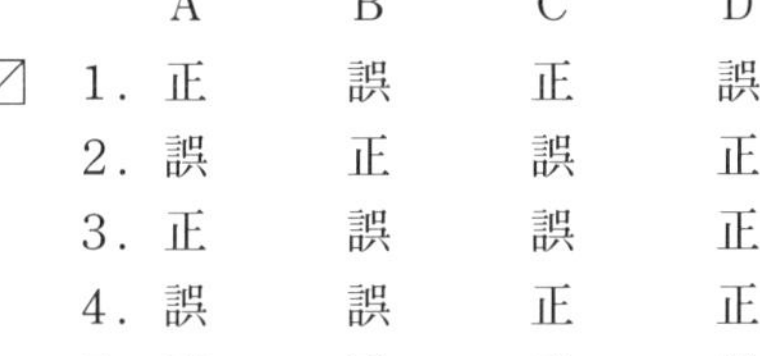

	A	B	C	D
1．	正	誤	正	誤
2．	誤	正	誤	正
3．	正	誤	誤	正
4．	誤	誤	正	正
5．	正	正	正	誤

【19】毒物又は劇物の事故の際の措置に関する記述の正誤について、正しい組合せを一つ選べ。

A．毒物劇物営業者は、その取扱いに係る毒物又は劇物が地下に染み込んだ場合において、不特定又は多数の者について保健衛生上の危害が生ずるおそれがあるときは、直ちに、その旨を保健所、警察署又は消防機関に届け出なければならない。

B．毒物劇物営業者は、その取扱いに係る毒物又は劇物が流れ出した場合において、不特定又は多数の者について保健衛生上の危害が生ずるおそれがあるときは、直ちに、保健衛生上の危害を防止するために必要な応急の措置を講じなければならない。

C．毒物劇物営業者は、その取扱いに係る毒物又は劇物が盗難にあい、又は紛失したときは、直ちに、その旨を警察署に届け出なければならない。

	A	B	C
☐ 1．	正	誤	誤
2．	誤	正	誤
3．	正	正	誤
4．	誤	誤	正
5．	正	正	正

【20】次の記述は登録が失効した場合等の措置に関する法第21条第１項の条文である。（　）の中に入れるべき字句の正しい組合せを一つ選べ。

毒物劇物営業者、特定毒物研究者又は特定毒物使用者は、その営業の登録若しくは特定毒物研究者の許可が効力を失い、又は特定毒物使用者でなくなったときは、（A）以内に、毒物劇物営業者にあってはその製造所、営業所又は店舗の所在地の都道府県知事（販売業にあってはその店舗の所在地が、保健所を設置する市又は特別区の区域にある場合においては、市長又は区長）に、特定毒物研究者にあってはその主たる研究所の所在地の都道府県知事（その主たる研究所の所在地が指定都市の区域にある場合においては、指定都市の長）に、特定毒物使用者にあっては、都道府県知事に、それぞれ現に所有する（B）の（C）を届け出なければならない。

	A	B	C
1．	15日	特定毒物	品名及び数量
2．	30日	毒物及び劇物	品名及び廃棄方法
3．	30日	特定毒物	品名及び数量
4．	15日	毒物及び劇物	品名及び廃棄方法
5．	15日	毒物及び劇物	品名及び数量

〔基礎化学〕

【21】 メタン（CH_4）分子の立体構造について、正しいものを１～５から一つ選べ。

1．直線形
2．正四面体形
3．正六面体形
4．正八面体形
5．折れ線形

【22】 次の純物質と混合物及びその分離に関する記述について、（　）の中に入れるべき字句の正しい組合せを一つ選べ。

物質は純物質と混合物に分類される。空気は（A）であるが、エタノールは（B）である。純物質にはほかにも（C）などがある。また、混合物の分離の方法として、原油からガソリンと灯油を分離する操作を（D）といい、熱湯を注いでコーヒーの成分を溶かし出す操作を（E）という。

	A	B	C	D	E
1．	混合物	純物質	海水	ろ過	蒸留
2．	純物質	混合物	岩石	分留	抽出
3．	混合物	純物質	塩化ナトリウム	分留	抽出
4．	純物質	混合物	牛乳	抽出	蒸留
5．	混合物	純物質	塩化カリウム	抽出	分留

【23】塩酸（HCl水溶液）及び水酸化ナトリウム（NaOH）水溶液の性質に関する記述の正誤について、正しい組合せを一つ選べ。

A．塩酸は、フェノールフタレイン溶液を赤色に変える。

B．水酸化ナトリウム水溶液は、赤色リトマス紙を青色に変える。

C．0.1mol/L塩酸のpHは、5.7程度の弱酸性を示す。

D．薄い水酸化ナトリウム水溶液が手につくとぬるぬるする。

	A	B	C	D
☐ 1．	誤	正	誤	正
2．	正	誤	正	誤
3．	誤	正	正	誤
4．	誤	誤	正	正
5．	正	正	誤	誤

【24】原子に関する記述について、（　）の中に入れるべき字句の正しい組合せを一つ選べ。

原子は、中心にある原子核と、その周りに存在する電子で構成されている。原子核は、陽子と中性子からできており、このうち（A）の数は原子番号と等しくなる。また、原子には原子番号は同じでも、（B）の数が異なるために質量数が異なる原子が存在するものがあり、これらを互いに（C）という。たとえば、水素原子Hの場合、^{1}Hと^{3}Hでは質量数が（D）倍異なるが、その化学的性質はほとんど同じである。

	A	B	C	D
☐ 1．	陽子	中性子	同素体	3
2．	中性子	陽子	同位体	3
3．	陽子	中性子	同素体	2
4．	中性子	陽子	同素体	2
5．	陽子	中性子	同位体	3

【25】0.1mol/Lの酢酸（CH_3COOH）水溶液10mLに水を加えて、全体で100mLとした。この溶液のpHはいくらになるか。最も近いものを１～５から一つ選べ。ただし、この溶液の温度は25℃、CH_3COOHの電離度を0.010とする。

☐ １．1.0　　２．2.0　　３．3.0
　４．4.0　　５．5.0

【26】イオン結晶の性質に関する一般的な記述について、誤っているものを１～５から一つ選べ。

☐ １．融点の高いものが多い。
　２．固体は電気をよく通す。
　３．硬いが、強い力を加えると割れやすい。
　４．結晶中では、陽イオンと陰イオンが規則正しく並んでいる。
　５．水に溶けると、イオンが動けるようになる。

【27】次の電池に関する記述について、（　）の中に入れるべき字句の正しい組合せを一つ選べ。

電池は（A）反応を利用して電気エネルギーを取り出す装置である。一般にイオン化傾向の異なる２種類の金属を（B）に浸すと電池ができる。外部に電子が流れ出す電極を（C）、外部から電子が流れ込む電極を（D）という。また、両電極間に生じた電位差を（E）という。

	A	B	C	D	E
☐ １．	酸化還元	電解液	正極	負極	起電力
２．	中和	標準液	正極	負極	起電力
３．	中和	電解液	正極	負極	分子間力
４．	酸化還元	標準液	負極	正極	分子間力
５．	酸化還元	電解液	負極	正極	起電力

令和２年度　関西

【28】次の図は、温度と圧力の変化に応じて水がとりうる状態を示している。領域A、B、Cの状態を表す正しい組合せを一つ選べ。

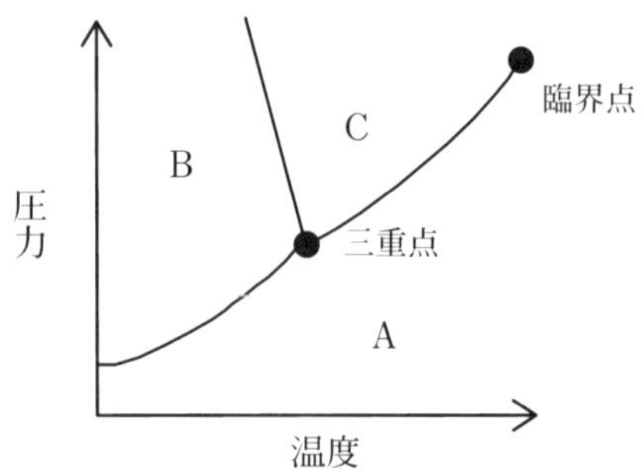

	A	B	C
1．	気体	固体	液体
2．	固体	気体	液体
3．	液体	固体	気体
4．	気体	液体	固体
5．	固体	液体	気体

令和2年度　関西

【29】次の熱化学方程式で示される化学反応が、ある温度、圧力のもとで平衡状態にある。

H_2（気）＋ I_2（気）＝2HI（気）＋ 9kJ

平衡が右に移動する操作を1～5から一つ選べ。

1．圧力を高くする。
2．圧力を低くする。
3．ヨウ化水素ガスを加える。
4．温度を上げる。
5．温度を下げる。

【30】海水に関する記述の正誤について、正しい組合せを一つ選べ。

A．海水でぬれた布は、真水でぬれたものより乾きにくい。

B．海水は真水よりも低い温度で凝固する。

C．海水の沸点は、真水の沸点より低い。

	A	B	C
1．	誤	誤	正
2．	誤	正	正
3．	正	正	正
4．	正	正	誤
5．	正	誤	誤

【31】酸化物（酸素と他の元素との化合物）に関する記述について、（　）の中に入れるべき字句の正しい組合せを一つ選べ。

酸素は反応性に富み、多くの元素と化合して酸化物をつくる。非金属元素の酸化物のうち、SO_3など、水と反応して酸を生じたり、塩基と反応して塩を生じるものを（A）酸化物という。一方、金属元素の酸化物のうちMgOなど、水と反応して塩基を生じたり、酸と反応して塩を生じるものを（B）酸化物という。ZnOなど、酸・強塩基のいずれとも反応して塩を生じるものを（C）酸化物という。

	A	B	C
1．	酸性	塩基性	両性
2．	酸性	両性	塩基性
3．	塩基性	酸性	両性
4．	塩基性	両性	酸性
5．	両性	塩基性	酸性

【32】二酸化炭素の検出方法に関する記述について、正しいものを１～５から一つ選べ。

1．濃塩酸を近づけると白煙を上げる。

2．ヨウ化カリウム水溶液からヨウ素を遊離させる。

3．ヨウ素溶液の色を消す。

4．酢酸鉛（Ⅱ）水溶液に通じると、黒色の沈殿を生成する。

5．石灰水に通すと白濁する。

【33】次の化学式で示される官能基とその官能基をもつ化合物の一般名の組合せについて、誤っているものを一つ選べ。

	化学式	化合物の一般名
☐ 1．	$-OH$	アルコール・フェノール類
2．	$>C=O$	ケトン
3．	$-NH_2$	アミン
4．	$-CHO$	カルボン酸
5．	$-SO_3H$	スルホン酸

【34】次のエステルに関する一般的な記述について、誤っているものを1～5から一つ選べ。

☐ 1．カルボン酸とアルコールが縮合して生成する。
2．水に溶けやすく、有機溶媒に溶けにくい。
3．低分子量のカルボン酸エステルには、果実のような芳香を持つものがある。
4．エステルの加水分解反応では、H^+が存在すると触媒として働くため、反応が早くなる。
5．油脂は高級脂肪酸とグリセリンのエステルである。

【35】一般的に、タンパク質を変性させる要因にならないものを1～5から一つ選べ。

☐ 1．加熱　2．強酸　3．水
4．有機溶媒　5．重金属イオン

〔実地（性質・貯蔵・取扱い方法等）〕

※　「毒物及び劇物の廃棄の方法に関する基準」及び「毒物及び劇物の運搬事故時における応急措置に関する基準」は、それぞれ厚生省（現厚生労働省）から通知されたものをいう。

【36】次の物質のうち、毒物に該当するものを1～5から一つ選べ。

☐ 1．亜硝酸メチル
2．亜硝酸イソプロピル
3．亜硝酸エチル
4．亜硝酸イソブチル
5．亜硝酸イソペンチル

【37】次の製剤のうち、劇物に該当するものの正しい組合せを１～５から一つ選べ。

Ａ．過酸化ナトリウム10％を含む製剤

Ｂ．亜塩素酸ナトリウム10％を含む製剤

Ｃ．水酸化ナトリウム10％を含む製剤

Ｄ．アジ化ナトリウム10％を含む製剤

□ １．Ａ、Ｂ　２．Ａ、Ｃ　３．Ａ、Ｄ
４．Ｂ、Ｄ　５．Ｃ、Ｄ

【38】弗(ふっ)化水素酸の貯蔵方法として、最も適切なものを１～５から一つ選べ。

□ １．少量ならば褐色ガラス瓶、多量ならばカーボイなどを使用し、３分の１の空間を保って貯蔵する。一般に安定剤として少量の酸類の添加は許容される。

２．少量ならば共栓ガラス瓶を用い、多量ならばブリキ缶を使用し、木箱に入れて貯蔵する。引火性物質を遠ざけて、通風のよい冷所におく。

３．銅、鉄、コンクリートまたは木製のタンクにゴム、鉛、ポリ塩化ビニルあるいはポリエチレンのライニングをほどこしたものに貯蔵する。

４．色ガラス瓶に入れて冷暗所に貯蔵する。

５．少量ならばガラス瓶、多量ならばブリキ缶又は鉄ドラム缶を用い、酸類とは離して風通しの良い乾燥した冷所に密栓して貯蔵する。

【39】「毒物及び劇物の廃棄の方法に関する基準」に記載されている、クロルスルホン酸の廃棄方法として、最も適切なものを１～５から一つ選べ。

□ １．多量の水を加えて希薄な水溶液とした後、次亜塩素酸塩水溶液を加えて分解させ廃棄する。

２．多量のアルカリ水溶液（石灰乳又は水酸化ナトリウム水溶液等）中に吹き込んだ後、多量の水で希釈して処理をする。

３．可燃性溶剤と共にアフターバーナー及びスクラバーを具備した焼却炉の火室へ噴霧し焼却する。

４．耐食性の細い導管よりガス発生がないように少量ずつ、多量の水中深く流す装置を用い希釈してからアルカリ水溶液で中和して処理をする。

５．次亜塩素酸ナトリウム水溶液と水酸化ナトリウムの混合溶液を撹拌(かくはん)しながら、これに滴下し、酸化分解させた後、多量の水で希釈して処理をする。

【40】ブロムメチルに関する記述の正誤について、正しい組合せを一つ選べ。

A．少量ならばガラス瓶に密栓し、大量ならば木樽に入れる。

B．吸入した場合は、吐き気、嘔吐、頭痛、歩行困難、痙攣、視力障害、瞳孔拡大等の症状を起こすことがある。

C．「毒物及び劇物の廃棄の方法に関する基準」に記載されている廃棄方法は、可燃性溶剤と共に、スクラバーを具備した焼却炉の火室へ噴霧し焼却する。

	A	B	C
1．	正	誤	誤
2．	誤	誤	正
3．	誤	正	誤
4．	正	正	誤
5．	誤	正	正

【41】クロルメチルの常温、常圧での性状及び用途（過去の代表的な用途を含む）について、正しい組合せを一つ選べ。

	性状（常温、常圧）	用途
1．	無色透明の液体	煙霧剤
2．	無色の気体	煙霧剤
3．	黄色の液体	煙霧剤
4．	無色透明の液体	殺菌剤
5．	無色の気体	殺菌剤

【42】2・2'－ジピリジリウム－1・1'－エチレンジブロミド（別名：ジクワット）の溶解性及び用途について、正しい組合せを一つ選べ。

	溶解性	用途
1．	水に不溶	土壌燻蒸剤
2．	水に可溶	土壌燻蒸剤
3．	水に不溶	除草剤
4．	水に可溶	除草剤
5．	水に不溶	殺菌剤

【43】 ニコチンの性状及び毒性に関する記述について、（　）の中に入れるべき字句の正しい組合せを一つ選べ。

ニコチン（純品）は常温で無色の（A）であり、空気に触れると（B）になる。また神経毒を（C）。

	A	B	C
☐ 1．	固体	褐色	有する
2．	油状液体	白色	有していない
3．	油状液体	褐色	有する
4．	固体	白色	有していない
5．	油状液体	褐色	有していない

【44】 次の劇物と皮膚に触れた場合の毒性に関する記述の正誤について、正しい組合せを一つ選べ。

劇物		毒性
A．カリウムナトリウム合金	………	皮膚に触れるとやけど（熱傷と薬傷）を起こすことがある。
B．塩素	………	皮膚が直接液に触れるとしもやけ（凍傷）を起こすことがあるが、ガスによって皮膚が侵されることはない。
C．アニリン	………	皮膚に触れると、チアノーゼ、頭痛、めまい、吐き気などを起こすことがある。

	A	B	C
☐ 1．	正	正	誤
2．	誤	正	正
3．	正	正	正
4．	正	誤	正
5．	誤	誤	誤

【45】 次の物質の飛散又は漏えい時の措置について、「毒物及び劇物の運搬事故時における応急措置に関する基準」に適合するものとして、最も適切な組合せを一つ選べ。なお、作業にあたっては、風下の人を避難させる、飛散漏えいした場所の周辺にはロープを張るなどして人の立入りを禁止する、作業の際には必ず保護具を着用する、風下で作業をしない、廃液が河川等に排出されないように注意する、付近の着火源となるものは速やかに取り除く、などの基本的な対応を行っているものとする。

（物質名）アクロレイン、四弗化硫黄、砒素

A．多量の場合、漏えいした液は土砂等でその流れを止め、安全な場所に穴を掘るなどしてこれをためる。これに亜硫酸水素ナトリウム水溶液（約10％）を加え、時々攪拌して反応させた後、多量の水を用いて十分に希釈して洗い流す。この際蒸発した本物質が大気中に拡散しないよう霧状の水をかけて吸収させる。

B．漏えいしたボンベ等を多量の水酸化カルシウム（消石灰）水溶液中に容器ごと投入してガスを吸収させ、処理し、その処理液を多量の水で希釈して流す。

C．飛散したものは空容器にできるだけ回収し、そのあとを硫酸鉄（Ⅲ）（硫酸第二鉄）等の水溶液を散布し、水酸化カルシウム（消石灰）、炭酸ナトリウム（ソーダ灰）等の水溶液を用いて処理した後、多量の水を用いて洗い流す。

	A	B	C
□ 1．	アクロレイン	砒素	四弗化硫黄
2．	砒素	アクロレイン	四弗化硫黄
3．	四弗化硫黄	砒素	アクロレイン
4．	四弗化硫黄	アクロレイン	砒素
5．	アクロレイン	四弗化硫黄	砒素

【46】 無水クロム酸の性状に関する記述について、正しいものを1～5から一つ選べ。

□ 1．風解性がある。
2．水に不溶である。
3．還元力を有する。
4．暗赤色結晶である。
5．水溶液は強アルカリ性である。

【47】沃(よう)化水素酸の識別方法に関する記述について、最も適切なものを１～５から一つ選べ。

☐ １．木炭とともに熱すると、メルカプタンの臭気を放つ。
２．水溶液に硝酸銀溶液を加えると、淡黄色の沈殿を生じる。
３．水溶液に金属カルシウムを加え、これにベタナフチルアミン及び硫酸を加えると、赤色の沈殿を生じる。
４．水溶液に酒石酸を多量に加えると、白色結晶を生じる。
５．アルコール溶液に水酸化カリウム溶液と少量のアニリンを加えて熱すると、不快な刺激臭を放つ。

【48】ベタナフトール（別名：２－ナフトール、β－ナフトール）の識別方法に関する記述について、最も適切なものを１～５から一つ選べ。

☐ １．水溶液にアンモニア水を加えると、紫色の蛍石彩を放つ。
２．水溶液は、過マンガン酸カリウム溶液の赤紫色を消す。
３．水溶液に硝酸バリウムを加えると、白色沈殿を生ずる。
４．水溶液にさらし粉を加えると、紫色を呈する。
５．希釈水溶液に塩化バリウムを加えると、白色の沈殿を生ずるが、この沈殿は塩酸や硝酸に溶けない。

【49】ホルムアルデヒド水溶液（ホルマリン）の識別方法に関する記述について、最も適切なものを１～５から一つ選べ。

☐ １．フェーリング溶液とともに熱すると、赤色の沈殿を生成する。
２．白金線に試料をつけて溶融炎で熱すると、炎の色が青紫色になる。
３．アルコール性の水酸化カリウムと銅粉とともに煮沸すると、黄赤色の沈殿を生成する。
４．水溶液に過クロール鉄液（塩化鉄（Ⅲ）水溶液）を加えると紫色を呈する。
５．希硝酸に溶かすと無色の液となり、これに硫化水素を通すと、黒色の沈殿を生成する。

【50】潮解性を示す物質の正しい組合せを１～５から一つ選べ。

Ａ．硝酸銀
Ｂ．クロロホルム
Ｃ．亜硝酸カリウム
Ｄ．水酸化ナトリウム

☐ １．Ａ、Ｂ　２．Ａ、Ｃ　３．Ｂ、Ｃ
４．Ｂ、Ｄ　５．Ｃ、Ｄ

▶▶正解&解説

【1】2

〔解説〕取締法 別表第1、第2。硫酸タリウム…劇物。

1&3～5．ニコチン、シアン化水素、砒素、セレン…毒物。

【2】1

〔解説〕取締法第3条の2（特定毒物の禁止規定）第2項。

【3】3

〔解説〕A．施行令第1条（四アルキル鉛を含有する製剤）第2号。

B．モノフルオール酢酸アミドを含有する製剤の用途は、かんきつ類、りんご、なし、桃又はかきの害虫の防除である。施行令第22条（モノフルオール酢酸アミドを含有する製剤）第2号。

C．モノフルオール酢酸の塩類を含有する製剤の用途は、野ねずみの駆除である。施行令第11条（モノフルオール酢酸の塩類を含有する製剤）第2号。

【4】4

〔解説〕取締法第3条の3（シンナー乱用の禁止）。

【5】4

〔解説〕取締法第3条の4（爆発性がある毒物劇物の所持禁止）、施行令第32条の3（発火性又は爆発性のある劇物）。亜塩素酸ナトリウム及びこれを含有する製剤（亜塩素酸ナトリウムを30%以上含有するものに限る）のほか、塩素酸塩類及びこれを含有する製剤（塩素酸塩類を35%以上含有するものに限る）、ピクリン酸、ナトリウムが規定されている。

【6】5

〔解説〕取締法第4条（営業の登録）第3項。

【7】4

〔解説〕A．一般販売業の登録を受けた者は販売品目の制限が定められていないため、全ての毒物劇物を販売できる。取締法第4条の2（販売業の登録の種類）第1号、取締法第4条の3（販売品目の制限）第1項、第2項。

B．取締法第4条の3（販売品目の制限）第1項。

C．特定品目と特定毒物は異なる。特定品目として厚生労働省令（施行規則 別表第2）で定めるもの以外を販売してはならない。取締法第4条の3（販売品目の制限）第2項。

【8】3

〔解説〕A．施行規則第4条の4（製造所等の設備）第1項第2号イ、第2項。

B．施行規則第4条の4（製造所等の設備）第1項第3号、第2項。

C．「警報装置」⇒「堅固なさく」。施行規則第4条の4（製造所等の設備）第1項第2号ホ、第2項。

【9】1

〔解説〕A．取締法第６条（登録事項）第１号。

B．取締法第６条（登録事項）第３号。

C．販売業は登録の種類により販売できる品目が定められているため、品目の登録は不要。取締法第４条の２（販売業の登録の種類）各号、取締法第４条の３（販売品目の制限）第１項、第２項。

D．店舗の営業時間は、登録事項として規定されていない。

【10】3

〔解説〕取締法第７条（毒物劇物取扱責任者）第１項。

【11】2

〔解説〕取締法第12条（毒物又は劇物の表示）第１項。

A．「黒地に白色」⇒「赤地に白色」。

C．毒物劇物ともに、容器及び被包には「医薬用外」の文字を記載する必要がある。

【12】3

〔解説〕A．取締法第12条（毒物又は劇物の表示）第２項第２号。

B＆C．容器及び被包に表示しなければならない事項として規定されていない。

D．取締法第12条（毒物又は劇物の表示）第２項第３号、施行規則第11条の５（解毒剤に関する表示）。有機燐（りん）化合物及びこれを含有する製剤たる毒物及び劇物の解毒剤は、PAM及び硫（りゅう）酸アトロピンとする。

【13】4

〔解説〕B＆D．取締法第13条（農業用の劇物）、施行令第39条（着色すべき農業用劇物）第１～２号、施行規則第12条（農業用劇物の着色方法）。

【14】2

〔解説〕A．取締法第14条（毒物又は劇物の譲渡手続）第１項第１号。

B．販売又は授与の年月日は記載事項に含まれるが、使用の年月日は規定されていない。取締法第14条（毒物又は劇物の譲渡手続）第１項第２号。

C．取締法第14条（毒物又は劇物の譲渡手続）第１項第３号。

D．記載事項として規定されていない。

【15】2

〔解説〕A．毒物劇物営業者は、18歳未満の者に毒物又は劇物を交付してはならない。従って、18歳の者には交付できる。取締法第15条（毒物又は劇物の交付の制限等）第１項第１号。

B．取締法第15条（毒物又は劇物の交付の制限等）第１項第３号。

C．「３年間」⇒「５年間」。取締法第15条（毒物又は劇物の交付の制限等）第１項第４号。

【16】1

〔解説〕施行令第40条(廃棄の方法)第1～4号。廃棄方法の[中和][加水分解][酸化][還元][稀釈]の5項目は覚えておく必要がある。

【17】3

〔解説〕施行令第40条の5(運搬方法)第2項第2号、施行規則第13条の5(毒物又は劇物を運搬する車両に掲げる標識)。

【18】5

〔解説〕施行令第40条の9(毒物劇物営業者等による情報の提供)第1項。

A～C.施行規則第13条の12(毒物劇物営業者等による情報の提供)第4号、第6号、第10号。

D.「毒物劇物取扱責任者の氏名」⇒「毒物劇物営業者の氏名」。施行規則第13条の12(毒物劇物営業者等による情報の提供)第1号。

【19】5

〔解説〕取締法第17条(事故の際の措置)第1～2項。

【20】1

〔解説〕取締法第21条(登録が失効した場合等の措置)第1項。

【21】2

〔解説〕メタンCH_4は、正四面体形の無極性分子である。

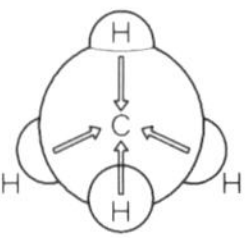

【22】3

〔解説〕A～C.空気や海水、石油のように2種類以上の物質が混ざり合った物を混合物といい、エタノールや塩化ナトリウム、酸素のようにただ1種類の物質からなるものを純物質という。

D.分留…2種類以上の混合物から沸点の差を利用して、蒸留(液体を沸騰させ、その蒸気を冷やして液体に分離する操作)により各成分に分離する操作。

E.抽出…液体または固体の混合物に特定の溶媒を加え、目的の成分だけを溶かし出して分離する操作。

【23】1

〔解説〕A.フェノールフタレイン溶液は塩基性のときに溶液が赤色に変色するpH指示薬のため、酸性の塩酸HClでは変色しない。

B.塩基性は赤色リトマス紙を青色に変える。水酸化ナトリウムNaOHは塩基性なので、選択肢は正しい。

C.塩酸の水素イオン濃度[H^+]が0.1mol/L(1.0×10^{-1})はpH1となる。pH1は強酸である。

D.強塩基はタンパク質を腐食し皮膚を溶かすため、手につくとぬるぬるする。

【24】5

〔解説〕原子は、中心にある原子核と、その周りに存在する電子で構成されている。原子核は、陽子と中性子からできており、このうち（A：陽子）の数は原子番号と等しくなる。また、原子には原子番号は同じでも、（B：中性子）の数が異なるために質量数が異なる原子が存在するものがあり、これらを互いに（C：同位体）という。たとえば、水素原子Hの場合、^{1}Hと^{3}Hでは質量数が（D：3）倍異なるが、その化学的性質はほとんど同じである。

【25】4

〔解説〕0.1mol/Lの酢酸（CH_3COOH）10mLにおいて電離しているH^+の濃度は、

$0.010 \times 0.1 mol/L = (1.0 \times 10^{-2}) \times (1.0 \times 10^{-1}) mol/L$

$= 1.0 \times 10^{-3} mol/L$

pH＝3.0となる。pH3.0の酢酸を水で10倍に希釈（10mL×10＝100mL）するのでpH＝4.0になる。

【26】2

〔解説〕イオン結晶の固体に電気伝導性はない。

1＆3～4．イオン結晶は陽イオンと陰イオンが互いに静電気的な引力（クーロン力）で引き合い結合したもので、規則正しく配列し融点が高く硬いが、強い力を加えるともろく割れやすい性質をもつ。

5．イオン結晶は水に溶けると、電荷を持ったイオンが移動して電気を通すようになる。

【27】5

〔解説〕電池は（A：酸化還元）反応を利用して電気エネルギーを取り出す装置である。一般にイオン化傾向の異なる２種類の金属を（B：電解液）に浸すと電池ができる。外部に電子が流れ出す電極を（C：負極）、外部から電子が流れ込む電極を（D：正極）という。また、両電極間に生じた電位差を（E：起電力）という。

【28】1

〔解説〕水の三重点（0.01℃、0.006気圧）では、気体（水蒸気）と固体（氷）と液体（水）の３つの状態が共存している。三重点以下の温度・圧力では液体は存在することができず、温度の変化に応じて、固体が直接気体となる昇華や、液体が直接気体となる蒸発などが発生する。

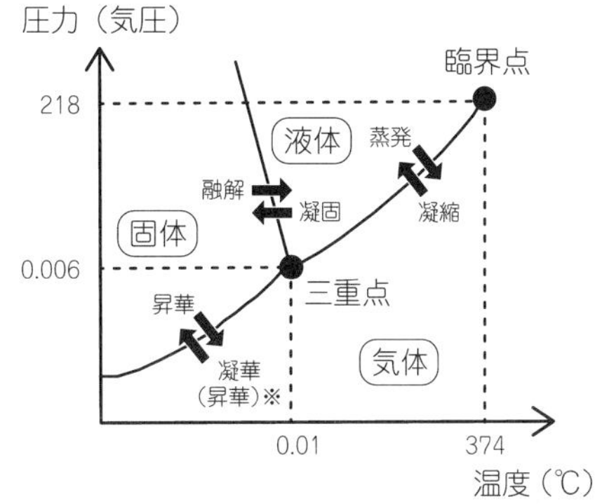

※これまでは「固体から気体への変化」と「気体から固体への変化」は、どちらも「昇華」とされていたが、日本化学会の提案や学習指導要領の改訂により、気体から固体への変化を『凝華（ぎょうか）』とするように変更されている場合がある。本書では今後の出題表記が変更されることを考慮して、新旧表記いずれも併記する。

【29】5

〔解説〕温度を下げると、物質熱を上げる右方向に平衡移動する。

1＆2．圧力は正反応（右方向へ移動する操作）と逆反応（左方向へ移動する操作）の両方の速度を大きくするため、平衡に達するまでの時間は短くなるが、平衡状態での濃度は変化させないので、平衡の移動は起こらない。

3．ヨウ化水素ガスHIを加えて物質濃度を上昇させると、加えられたHIの濃度を減少させる左方向に平衡移動する。

4．温度を上げると、物質熱を下げる左方向に平衡移動する。

※日本化学会の提案や学習指導要領の改訂により、熱化学方程式は廃止されて『エンタルピー変化』を使用するようになる。本書では今後の出題に反映されることを考慮して注意喚起を掲載する。なお、この問題は出題時のまま熱化学方程式を使用している。

【30】4

〔解説〕A．「蒸気圧降下」である。ほとんど蒸発しない不揮発性物質（塩化ナトリウムNaCl）を溶かした希薄溶液（海水）の蒸気圧が、真水よりも低いことをいう。

B．「凝固点降下」である。水が０℃、海水が－２℃で凝固するように、溶液の凝固点が純溶媒の凝固点よりも低くなる現象をいう。

C．「真水の沸点より低い」⇒「真水の沸点より高い」。溶液の沸点が純溶媒の沸点より高くなる現象を「沸点上昇」といい、海水は100℃より高い温度にならないと沸騰しない。

【31】1

〔解説〕酸素は反応性に富み、多くの元素と化合して酸化物をつくる。非金属元素の酸化物のうち、SO_3など、水と反応して酸を生じたり、塩基と反応して塩を生じるものを（A：酸性）酸化物という。一方、金属元素の酸化物のうちMgOなど、水と反応して塩基を生じたり、酸と反応して塩を生じるものを（B：塩基性）酸化物という。ZnOなど、酸・強塩基のいずれとも反応して塩を生じるものを（C：両性）酸化物という。

【32】5

〔解説〕石灰水（水酸化カルシウム$Ca(OH)_2$）に二酸化炭素CO_2を通すと、白濁（炭酸カルシウム$CaCO_3$）する。

1．濃塩酸HClでうるおしたガラス棒をアンモニア水NH_3 aqに近づけると、白煙（塩化アンモニウムNH_4Cl）を上げる。

2．ヨウ化カリウム水溶液KIに塩素Cl_2を加えると、ヨウ素Iが遊離する。

3．ヨウ素溶液IにビタミンCを加えると、色が消える。

4．酢酸鉛（Ⅱ）$Pb(CH_3COO)_2$に硫化水素H_2Sを加えると、黒色の沈殿（硫化鉛PbS）を生成する。

【33】4

〔解説〕－CHOはアルデヒド基。カルボニル基＞C＝Oに水素原子Hを1個結合した官能基で、アルデヒド基をもつ化合物をアルデヒドという。アルデヒドは第一級アルコールを酸化すると得られ、更に酸化するとカルボン酸になる。

1．炭化水素の水素原子をヒドロキシ基－OHで置換した化合物をアルコールという。ベンゼン環にヒドロキシ基－OHが直接結合した化合物をフェノール類という。

2．カルボニル基＞C＝Oに2つの炭化水素基が結合した化合物をケトンといい、第二級アルコールを酸化すると得られる。

3．アンモニアNH_3の水素原子を炭化水素基で置き換えた化合物をアミンといい、官能基はアミノ基$-NH_2$である。

5．ベンゼンの水素原子がスルホ基$-SO_3H$で置き換えた化合物をスルホン酸という。

【34】2

〔解説〕エステルは親水性の－OHや－COOHが失われているため、水に溶けにくく、有機溶媒に溶けやすい。

5．油脂は、炭素数の多いカルボン酸の高級脂肪酸と、3価のアルコールのグリセリンのエステルである。

【35】3

〔解説〕1．加熱によりタンパク質は変性する。

2．強酸を加えることで、pHが変化しタンパク質は変性する。

4．タンパク質に有機溶媒（アルコールなど）を加えると、内側にあった疎水基が外側に飛び出て立体構造に変性が生じる。

5．タンパク質には金属イオンを含んでいるものがあり、重金属イオンを加えると重金属イオンが内部の金属イオンと置換するため、タンパク質の機能が失われる変性が起こる。

【36】2

〔解説〕亜硝酸イソプロピル$C_3H_7NO_2$…毒物。

1＆3～5．亜硝酸メチルCH_3NO_2、亜硝酸エチル$C_2H_5NO_2$、亜硝酸イソブチル$C_4H_9NO_2$、亜硝酸イソペンチル$C_5H_{11}NO_2$…劇物。

【37】2

〔解説〕その製剤が含有する毒物劇物の濃度により、毒物劇物の指定から除外されるものがある。この濃度を上限濃度という。

A＆C．過酸化ナトリウム及び水酸化ナトリウムの上限濃度は「5％」に規定されているため、10％含有する製剤は劇物に該当する。

B．亜塩素酸ナトリウムの上限濃度は「25％」に規定されているため、10％含有する製剤は劇物に該当しない。

D．アジ化ナトリウムは毒物であり、上限濃度は「0.1％」に規定されているため、10％含有する製剤は劇物に該当しない。

※以下、物質名の後に記載されている［ ］は、物質を見分ける際に特徴となるキーワードを表す。

【38】3

〔解説〕弗化水素酸HF aq［ポリエチレンのライニング］

1．過酸化水素H_2O_2［多量ならばカーボイ］［3分の1の空間を保って貯蔵］［安定剤として少量の酸類の添加］

2．三硫化燐P_4S_3［少量ならば共栓ガラス瓶］［多量ならばブリキ缶］［木箱］

4．シアン化カリウムKCN、シアン化ナトリウムNaCN［酸類と離す］［乾燥した冷所］

【39】4

〔解説〕中和法…………クロルスルホン酸$ClSO_3H$

1．酸化法…………ホルムアルデヒドHCHO、ホルマリンHCHO aq

2．アルカリ法……塩素Cl_2

3．燃焼法…………トリクロル酢酸CCl_3COOH等

5．酸化法…………二硫化炭素CS_2

【40】5

〔解説〕A．ブロムメチルCH_3Brは常温では気体であるため、圧縮冷却して液化した状態で圧縮容器に入れ、直射日光等を避けて冷暗所に貯蔵する。

C．燃焼しにくく有毒ガスが発生しやすいため、燃焼法で処理する。

【41】2

〔解説〕クロルメチルCH_3Clは無色の気体で、エーテル様の臭気と甘味を有する。煙霧剤として用いられる。

【42】4

〔解説〕ジクワット$C_{12}H_{12}Br_2N_2$は淡黄色で吸湿性のある結晶。水に溶けやすい。毒性の高いパラコートに代わる除草剤として用いられる。

【43】3

〔解説〕ニコチン$C_{10}H_{14}N_2$（純品）は常温で無色の（A：油状液体）であり、空気に触れると（B：褐色）になる。また神経毒を（C：有する）。

【44】4

〔解説〕A．カリウムナトリウム合金NaK［皮膚に触れるとやけど（熱傷と薬傷）］

B．塩素Cl_2［口腔粘膜に障害］

C．アニリン$C_6H_5NH_2$［皮膚に触れるとチアノーゼ］

【45】5

〔解説〕A．アクロレイン$CH_2=CHCHO$［安全な場所に穴を掘ってためる］［亜硫酸水素ナトリウム水溶液（約10%）を加える］

B．四弗(ふっ)化硫黄F_4S［漏えいしたボンベ等を多量の水酸化カルシウム（消石灰）水溶液中に容器ごと投入］

C．砒(ひ)素As［硫(りゅう)酸鉄（Ⅲ）（硫酸第二鉄）等の水溶液を散布］

【46】4

〔解説〕無水クロム酸CrO_3は、暗赤色の針状の結晶である。潮解性があり、水によく溶ける。極めて強い酸化剤で、水溶液は強酸性である。

【47】2

〔解説〕沃(よう)化水素酸HI aq［硝(しょう)酸銀溶液］［淡黄色の沈殿］

1．スルホナール$C_7H_{16}O_4S_2$［木炭］［メルカプタンの臭気］

3．クロルピクリン$CCl_3(NO_2)$［金属カルシウム］［ベタナフチルアミン及び硫酸を加えると、赤色の沈殿］

4．塩素酸カリウム$KClO_3$［酒石酸］［白色結晶］

5．クロロホルム$CHCl_3$［水酸化カリウム溶液と少量のアニリン］［不快な刺激臭］

【48】1

〔解説〕ベタナフトール$C_{10}H_7OH$［アンモニア水を加える］［紫色の蛍石彩］

2．過酸化水素H_2O_2［過マンガン酸カリウム溶液の赤紫色を消す（還元剤としてはたらく）］

3．硫（りゅう）酸第二銅$CuSO_4 \cdot 5H_2O$［硝（しょう）酸バリウム］［白色沈殿］

4．アニリン$C_6H_5NH_2$［さらし粉（こ）を加えると紫色］

5．硫酸H_2SO_4［塩化バリウム］［白色沈殿］［沈殿（硫酸バリウム$BaSO_4$）は塩酸や硝酸に溶けない］

【49】1

〔解説〕ホルムアルデヒド水溶液（ホルマリン）HCHO aq［フェーリング溶液］［赤色の沈殿（酸化銅（Ⅰ）Cu_2O）］

2．カリウムK［白金線］［溶融炎］［炎の色が青紫色］

3．四塩化炭素CCl_4［水酸化カリウムと銅粉とともに煮沸］［黄赤色の沈殿］

4．フェノールC_6H_5OH［過クロール鉄液］［紫色］

5．一酸化鉛PbO［希硝酸に溶かすと無色の液］［硫化水素を通すと黒色の沈殿（硫化鉛PbS）］

【50】5

〔解説〕A．硝酸銀$AgNO_3$…腐食性。

B．クロロホルム$CHCl_3$…不燃性。

C＆D．亜硝酸カリウムKNO_2、水酸化ナトリウムNaOH…潮解性。

4 令和４年度（2022年） 愛知県

〔毒物及び劇物に関する法規〕

【１】次の記述は、毒物、劇物及び特定毒物の定義に関するものであるが、正誤の組合せとして、正しいものはどれか。

ア．「毒物」とは、医薬品である毒薬を含むものをいう。

イ．「劇物」とは、医薬部外品を含むものをいう。

ウ．「特定毒物」には、医薬品又は医薬部外品のいずれも含まれない。

	ア	イ	ウ
☐ 1．	正	正	誤
2．	誤	正	誤
3．	誤	誤	正
4．	誤	誤	誤

【２】次の記述は、法第３条の３及び政令第32条の２の条文であるが、（　）にあてはまる語句として、正しいものはどれか。

〈法第３条の３〉

（　）であって政令で定めるものは、みだりに摂取し、若しくは吸入し、又はこれらの目的で所持してはならない。

〈政令第32条の２〉

法第３条の３に規定する政令で定める物は、トルエン並びに酢酸エチル、トルエン又はメタノールを含有するシンナー（塗料の粘度を減少させるために使用される有機溶剤をいう。）、接着剤、塗料及び閉そく用又はシーリング用の充てん料とする。

☐ 1．興奮、幻覚又は麻酔の作用を有する毒物又は劇物（これらを含有する物を含む。）

2．引火性、発火性又は爆発性のある毒物又は劇物

3．業務上必要ではあるが、催眠作用を有する毒物又は劇物

4．ガス体又は揮発性の粘膜刺激作用を有する毒物又は劇物

【3】次のうち、特定毒物に<u>該当しないもの</u>はどれか。

☐ 1. 四アルキル鉛
2. シアン化ナトリウム
3. ジエチルパラニトロフェニルチオホスフェイト
4. モノフルオール酢酸アミド

【4】次のうち、毒物又は劇物の営業の登録に関する記述として、正しいものはどれか。

☐ 1. 毒物又は劇物の製造業の登録を受けようとする者は、その製造所の所在地の都道府県知事を経由して厚生労働大臣に申請書を出さなければならない。
2. 毒物又は劇物の輸入業の登録は、5年ごとに更新を受けなければ、その効力を失う。
3. 毒物又は劇物を直接に取り扱わない店舗にあっては、毒物又は劇物の販売業の登録を受けることなく、毒物又は劇物を販売することができる。
4. 毒物劇物営業者は、登録票の再交付を受けた後、失った登録票を発見したときは、これを直ちに破棄しなければならない。

【5】次の記述は、毒物又は劇物の販売業の登録の種類と販売品目の制限に関するものであるが、正誤の組合せとして、正しいものはどれか。

ア. 毒物劇物一般販売業の登録を受けた者は、すべての毒物又は劇物を販売することができる。
イ. 毒物劇物農業用品目販売業の登録を受けた者は、農業上必要な毒物又は劇物であって省令で定めるもののみ販売することができる。
ウ. 毒物劇物特定品目販売業の登録を受けた者は、法第2条第3項で規定される特定毒物のみ販売することができる。

	ア	イ	ウ
☐ 1.	正	正	正
2.	正	正	誤
3.	正	誤	正
4.	誤	正	正

【6】次のうち、法第4条第1項に基づき毒物劇物営業者の登録を行う場合の登録簿の記載事項として、法第6条又は省令第4条の5のいずれにおいても<u>定められていないもの</u>はどれか。

☐ 1．登録番号及び登録年月日
2．製造業又は輸入業の登録にあっては、製造し、又は輸入しようとする毒物又は劇物の品目
3．販売業の登録にあっては、販売又は授与しようとする毒物又は劇物の数量
4．毒物劇物取扱責任者の氏名及び住所

【7】次の記述は、法第7条第1項の条文の一部であるが、（　）にあてはまる語句の組合せとして、正しいものはどれか。

毒物劇物営業者は、（ア）ごとに、専任の毒物劇物取扱責任者を置き、毒物又は劇物による（イ）の危害の防止に当たらせなければならない。

	ア	イ
☐ 1．	毒物劇物営業者	公衆衛生上
2．	毒物劇物営業者	保健衛生上
3．	毒物又は劇物を直接に取り扱う製造所、営業所又は店舗	公衆衛生上
4．	毒物又は劇物を直接に取り扱う製造所、営業所又は店舗	保健衛生上

【8】次のうち、毒物劇物取扱責任者となることができる者として、法第8条第1項に掲げられている者はどれか。

☐ 1．医師
2．薬剤師
3．登録販売者
4．甲種危険物取扱者

【９】次の記述は、毒物劇物営業者が行う手続きに関するものであるが、正誤の組み合わせとして、正しいものはどれか。

ア．毒物劇物販売業者は、専任の毒物劇物取扱責任者の週当たりの勤務時間数を変更したときは、変更後30日以内に届け出なければならない。

イ．毒物劇物製造業者は、登録を受けている製造所の名称を変更しようとするときは、あらかじめ、登録の変更を受けなければならない。

ウ．毒物劇物輸入業者は、登録を受けている営業所において登録を受けた毒物又は劇物以外の毒物又は劇物を新たに輸入しようとするときは、あらかじめ、登録の変更を受けなければならない。

	ア	イ	ウ
☐ １．	正	正	正
２．	正	正	誤
３．	誤	誤	正
４．	誤	誤	誤

【10】次のうち、法第12条第２項及び省令第11条の６の規定により、毒物又は劇物の販売業者が、毒物又は劇物の直接の容器又は直接の被包を開いて、毒物又は劇物を販売するとき、その容器及び被包に表示しなければ、販売してはならないとされている事項として、定められていないものはどれか。

☐ １．毒物又は劇物の名称
２．毒物又は劇物の販売業者の住所（法人にあっては、その主たる事務所の所在地）
３．直接の容器又は直接の被包を開いた年月日
４．毒物劇物取扱責任者の氏名

令和４年度　愛知

【11】次の記述は、法第12条第３項の条文であるが、（　）にあてはまる語句として、正しいものはどれか。

毒物劇物営業者及び特定毒物研究者は、毒物又は劇物を貯蔵し、又は陳列する場所に、「（　）」の文字及び毒物については「毒物」、劇物については「劇物」の文字を表示しなければならない。

☐ １．医薬用外　　２．医療用外
３．危険物　　４．工業用

【12】次の記述は、法第13条、政令第39条及び省令第12条の条文であるが、(　)にあてはまる語句の組合せとして、正しいものはどれか。

〈法第13条〉

毒物劇物営業者は、政令で定める毒物又は劇物については、厚生労働省令で定める方法により着色したものでなければ、これを（ア）として販売し、又は授与してはならない。

〈政令第39条〉

法第13条に規定する政令で定める劇物は、次のとおりとする。

一　硫酸タリウムを含有する製剤たる劇物

二　（イ）を含有する製剤たる劇物

〈省令第12条〉

法第13条に規定する厚生労働省令で定める方法は、あせにくい黒色で着色する方法とする。

	ア	イ
☐ 1．	農業用	沃(よう)化メチル
2．	農業用	燐(りん)化亜鉛
3．	学術研究用	沃(よう)化メチル
4．	学術研究用	燐(りん)化亜鉛

【13】次の記述は、法第14条第２項及び第４項に基づく毒物又は劇物の譲渡手続きに関するものであるが、(　)にあてはまる語句の組合せとして、正しいものはどれか。

毒物劇物営業者は、譲受人から法第14条第１項各号に掲げる事項を記載し、譲受人が（ア）した書面の提出を受けなければ、毒物又は劇物を毒物劇物営業者以外の者に販売し、又は授与してはならない。

また、毒物劇物営業者は、販売又は授与の日から（イ）、この書面を保存しなければならない。

	ア	イ
☐ 1．	署名	５年間
2．	署名	６年間
3．	押印	５年間
4．	押印	６年間

【14】次のうち、法第15条第２項及び第３項の規定により、毒物劇物営業者が、政令で定める劇物の交付を受ける者の確認を行った際に、備えている帳簿に記載しなければならない事項として、省令第12条の３に<u>定められていないもの</u>はどれか。

☐ 1．交付した劇物の名称
2．交付の年月日
3．譲受人と交付を受けた者の続柄又は関係に関する事項
4．交付を受けた者の氏名及び住所

【15】次の記述は、政令第40条の条文の一部であるが、（　）にあてはまる語句の組合せとして、正しいものはどれか。

法第15条の２の規定により、毒物若しくは劇物又は法第11条第２項に規定する政令で定める物の廃棄の方法に関する技術上の基準を次のように定める。

一　中和、加水分解、酸化、還元、稀釈その他の方法により、毒物及び劇物並びに法第11条第２項に規定する政令で定める物のいずれにも該当しない物とすること。

二　ガス体又は揮発性の毒物又は劇物は、保健衛生上危害を生ずるおそれがない場所で、少量ずつ（ア）、又は揮発させること。

三　可燃性の毒物又は劇物は、保健衛生上危害を生ずるおそれがない場所で、少量ずつ（イ）させること。

	ア	イ
☐ 1．	凝縮、昇華	燃焼
2．	凝縮、昇華	水又は有機溶媒に溶解
3．	放出し	燃焼
4．	放出し	水又は有機溶媒に溶解

【16】次のうち、48%水酸化ナトリウム水溶液をタンクローリー車で１回につき6,000kg運搬する場合にその車両の前後の見やすい箇所に掲げなければならない標識として、正しいものはどれか。

☐ 1．0.3m平方の板に地を赤色、文字を白色として「劇」と表示
2．0.3m平方の板に地を赤色、文字を白色として「毒」と表示
3．0.3m平方の板に地を黒色、文字を白色として「劇」と表示
4．0.3m平方の板に地を黒色、文字を白色として「毒」と表示

【17】次の記述は、政令第40条の9第1項及び第2項の条文の一部であるが、（　）にあてはまる語句として、正しいものはどれか。

〈政令第40条の9第1項〉

毒物劇物営業者は、毒物又は劇物を販売し、又は授与するときは、その販売し、又は授与（ア）に、譲受人に対し、当該毒物又は劇物の性状及び取扱いに関する情報を提供しなければならない。

〈政令第40条の9第2項〉

毒物劇物営業者は、前項の規定により提供した毒物又は劇物の性状及び取扱いに関する情報の内容に変更を行う必要が生じたときは、（イ）に、当該譲受人に対し、変更後の当該毒物又は劇物の性状及び取扱いに関する情報を提供するよう努めなければならない。

	ア	イ
☐ 1．	する時まで	速やか
2．	する時まで	30日以内
3．	した日から30日以内	速やか
4．	した日から30日以内	30日以内

【18】次の記述は、法第17条第1項の条文であるが、（　）にあてはまる語句の組合せとして、正しいものはどれか。

毒物劇物営業者及び特定毒物研究者は、その取扱いに係る毒物若しくは劇物又は第11条第2項の政令で定める物が飛散し、漏れ、流れ出し、染み出し、又は地下に染み込んだ場合において、不特定又は多数の者について保健衛生上の危害が生ずるおそれがあるときは、（ア）に、その旨を（イ）、警察署又は消防機関に届け出るとともに、保健衛生上の危害を防止するために必要な応急の措置を講じなければならない。

	ア	イ
☐ 1．	72時間以内	地方厚生局
2．	72時間以内	保健所
3．	直ち	地方厚生局
4．	直ち	保健所

【19】次のうち、法第22条第１項の規定により、業務上取扱者として都道府県知事（その事業場の所在地が、保健所を設置する市又は特別区の区域にある場合においては、市長又は区長。）に届け出なければならない事業場として、正しいものはいくつあるか。

ア．アセトニトリルを使用して、化学実験を行う大学

イ．シアン化ナトリウムを使用して、電気めっきを行う工場

ウ．ホルマリンを使用して、病理組織検査を行う病院

☑ １．1つ　　２．2つ
３．3つ　　４．正しいものはない

【20】次のうち、毒物劇物販売業者の対応等を述べたものとして、正しいものはいくつあるか。

ア．父親の代理で劇物を受け取りに来店した16歳の高校生に対し、父親の運転免許証の写しで父親の氏名及び住所を確認した上で、劇物を交付した。

イ．劇物の貯蔵設備を店舗内の別の場所に変更する日の30日前に、設備の重要な部分の変更として都道府県知事（その店舗の所在地が、保健所を設置する市又は特別区の区域にある場合においては、市長又は区長。）に届け出た。

ウ．取り扱っている劇物の在庫の定期確認の際に、倉庫にある実物の数量が帳簿と合わず、当該劇物を紛失したことが判明したが、当該劇物が他の毒物又は劇物よりも毒性が低いことを考慮し、警察署に届け出なかった。

☑ １．1つ　　２．2つ
３．3つ　　４．正しいものはない

〔基礎化学〕

【21】次のうち、どちらも混合物である組合せとして、正しいものはどれか。

☑ １．牛乳 ………………… ショ糖
２．原油（石油）……… 食塩水
３．ダイヤモンド ……… 塩酸
４．オゾン ……………… 塩化カリウム水溶液

【22】次のうち、クロマトグラフィーの説明として、正しいものはどれか。

☐ 1．物質を作る粒子の大きさの違いを利用し、ろ紙などで液体とその液体に溶けない固体との混合物を分離する。
2．目的の物質をよく溶かす溶媒を使い、溶媒に対する溶解度の差を利用して、混合物から目的の成分を分離する。
3．固体が液体の状態を経ずに直接気体になる現象（昇華）を利用して、固体の混合物から昇華しやすい物質を分離する。
4．ろ紙などの吸着剤に対する物質の吸着されやすさの違いを利用して、混合物を分離する。

【23】次のうち、$^{14}_{6}C$と互いに同位体である原子はどれか。

☐ 1．$^{12}_{6}C$　2．$^{14}_{7}N$　3．$^{16}_{8}O$　4．$^{40}_{20}Ca$

【24】次の記述は、原子の電子配置に関するものであるが、正誤の組合せとして正しいものはどれか。

ア．原子核に最も近い電子殻はL殻である。
イ．ホウ素（$_{5}B$）の最外殻電子の数は３個である。
ウ．ネオン（$_{10}Ne$）の価電子の数は８個である。

	ア	イ	ウ
☐ 1．	正	誤	誤
2．	誤	正	正
3．	正	誤	正
4．	誤	正	誤

【25】次のうち、イオン式（イオンの化学式）とその名称の組合せとして、誤っているものはどれか。［改］

☐ 1．H^{+} ………… 水素イオン
2．NH_4^{+} ……… アンモニウムイオン
3．Cl^{-} ………… 塩化物イオン
4．SO_4^{2-} ……… 硫化物イオン

【26】次のうち、分子の形と極性に関する記述として、正しいものはどれか。

☐ 1．水分子は、直線形の無極性分子である。
2．二酸化炭素分子は、折れ線形の無極性分子である。
3．アンモニア分子は、三角錐（すい）形の極性分子である。
4．メタン分子は、正四面体形の極性分子である。

令和４年度　愛知

【27】次のうち、金属に関する記述として、誤っているものはどれか。

☐ 1．固体の金属原子の価電子は、特定の原子に留まらず、金属結晶中のすべての原子に共有されながら、結晶中を自由に移動することができる。
2．すべての金属の中で、最も熱伝導性が大きいのは銀である。
3．金属をたたいて薄く広げることができる性質を弾性という。
4．金属を引っ張って長く延ばすことができる性質を延性という。

【28】次の記述の（　）にあてはまる数値の組合せとして、正しいものはどれか。

0.50molの硝酸マグネシウム（$Mg(NO_3)_2$）の質量は（ア）gである。また、この中にマグネシウムイオン（Mg^{2+}）は（イ）個含まれる。

ただし、各原子の原子量は、窒素（N）＝14、酸素（O）＝16、マグネシウム（Mg）＝24とする。また、アボガドロ定数は6.0×10^{23}/molとする。

	ア	イ
☐ 1．	74	3.0×10^{23}
2．	74	6.0×10^{23}
3．	148	3.0×10^{23}
4．	148	6.0×10^{23}

【29】次のうち、酸と塩基に関する記述として、誤っているものはどれか。

☐ 1．酸性の水溶液は、フェノールフタレイン溶液を赤色に変える。
2．塩基性の水溶液は、赤色リトマス紙を青色に変える。
3．アレニウスの酸・塩基の定義の中では、塩基とは、「水に溶けると水酸化物イオン（OH^-）を生じる物質」であるとされている。
4．電離度が大きい酸ほど、酸の性質を強く示す。

【30】次のうち、正塩に分類される塩として、誤っているものはどれか。

☐ 1．硫酸ナトリウム（Na_2SO_4）
2．炭酸水素ナトリウム（$NaHCO_3$）
3．塩化アンモニウム（NH_4Cl）
4．酢酸ナトリウム（CH_3COONa）

【31】次のうち、酸化還元に関する記述として、誤っているものはどれか。

☐ 1．物質が水素を失ったとき、その物質は酸化されたという。
2．物質が電子を受け取ったとき、その物質は還元されたという。
3．原子の酸化数が減少することを酸化という。
4．還元剤は相手の物質を還元し、自身は酸化される物質である。

【32】次のうち、金属をイオン化傾向の大きい順に並べたものとして、正しいものはどれか。

☐ 1. 鉄（Fe） ＞金（Au） ＞銅（Cu）
2. 水銀（Hg） ＞亜鉛（Zn） ＞鉛（Pb）
3. リチウム（Li） ＞スズ（Sn） ＞アルミニウム（Al）
4. カルシウム（Ca）＞ニッケル（Ni）＞白金（Pt）

【33】次の記述の（ ）にあてはまる語句として、正しいものはどれか。

「一定物質量の気体の体積は（ ）」という法則をボイル・シャルルの法則という。

☐ 1. 圧力と絶対温度の積に等しい。
2. 圧力と絶対温度のそれぞれに比例する。
3. 圧力と絶対温度のそれぞれに反比例する。
4. 圧力に反比例し、絶対温度に比例する。

【34】次の記述の（ ）にあてはまる数値として、正しいものはどれか。

標準状態で112Lのメタン（CH_4）を完全燃焼させるとき、（ ）kJの熱量が発生する。ただし、標準状態での気体1molの体積を22.4Lとする。また、メタンを完全燃焼させたときの熱化学方程式は、次の式で表される。

CH_4（気）＋ $2O_2$（気）＝ CO_2（気）＋ $2H_2O$（液）＋ 891kJ

☐ 1. 891 2. 4455
3. 19958.4 4. 99792

【35】次の記述は、電気分解に関するものであるが、（ ）にあてはまる語句の組合せとして、正しいものはどれか。

硫酸酸性の硫酸銅（Ⅱ）水溶液中で粗銅板を（ア）、純銅板を（イ）として低電圧をかけると、粗銅板から銅イオン（Cu^{2+}）が溶け出し、純銅板上には銅（Cu）が析出する。この操作を（ウ）という。

	ア	イ	ウ
☐ 1.	陽極	陰極	電解精錬
2.	陰極	陽極	電解精錬
3.	陽極	陰極	溶融塩電解（融解塩電解）
4.	陰極	陽極	溶融塩電解（融解塩電解）

【36】次の記述は、化学平衡に関するものであるが、以下の溶解平衡が成り立っているとき、（　）にあてはまる語句の組合せとして、正しいものはどれか。

$NaCl$（固）$\rightleftarrows$ $Na^+ + Cl^-$

塩化ナトリウム（NaCl）の飽和水溶液が、塩化ナトリウムの結晶と共存しているとき、飽和水溶液に塩化水素（HCl）を通じると、上記の溶解平衡が（ア）に動き、塩化ナトリウムの結晶が（イ）。

	ア	イ
☐ 1．	左向き	析出する
2．	左向き	溶け出す
3．	右向き	析出する
4．	右向き	溶け出す

【37】次の記述の正誤の組合せとして正しいものはどれか。

ア．水素（H_2）は、水に溶けにくく、すべての気体の中で最も密度が小さい。

イ．臭素（Br_2）は、黒紫色の固体である。

ウ．赤リン（P）は、空気中で自然発火するため水中に保存される。

	ア	イ	ウ
☐ 1．	正	誤	誤
2．	誤	正	正
3．	正	誤	正
4．	誤	正	誤

令和4年度　愛知

【38】次の記述の（　）にあてはまる語句として正しいものはどれか。

鎖式炭化水素のうち、不飽和炭化水素で三重結合を１つ含むものを（　）という。

☐ 1．ベンゼン　　2．アルキン
3．アルカン　　4．アルケン

【39】次のうち、第二級アルコールに分類されるものはどれか。

☐ 1．エタノール（CH_3CH_2OH）
2．エチレングリコール（1，2－エタンジオール）（$CH_2(OH)CH_2(OH)$）
3．２－ブタノール（$CH_3CH_2CH(OH)CH_3$）
4．２－メチル－２－プロパノール（$(CH_3)_3COH$）

【40】次のうち、糖類に関する記述として、誤っているものはどれか。

☐ 1．糖類は、分子内に多数のヒドロキシ基（－OH）をもつ。

2．グルコース（$C_6H_{12}O_6$）水溶液には還元性があり、銀鏡反応を示す。

3．マルトース（$C_{12}H_{22}O_{11}$）は、グルコース２分子が脱水縮合をし、両者がエステル結合により、結合した構造をもつ。

4．デンプン（$(C_6H_{10}O_5)n$）は、温水に溶けやすいアミロースと、溶けにくいアミロペクチンとで構成されている。

【41】50%の硫酸300gに20%の硫酸を加えて45%の硫酸を作った。このとき加えた20%の硫酸の量は、次のうちどれか。なお、本問中、濃度（%）は質量パーセント濃度である。

☐ 1．60g　　2．75g

3．120g　　4．200g

【42】20mol/Lのアンモニア水800mLに、6mol/Lのアンモニア水200mLを加えた。このアンモニア水の濃度は、次のうちどれか。

☐ 1．8.8mol/L　　2．13.2mol/L

3．15.6mol/L　　4．17.2mol/L

【43】2.0mol/Lのアンモニア水300mLを中和するのに必要な6.0mol/Lの硫酸の量は、次のうちどれか。

☐ 1．25mL　　2．50mL

3．100mL　　4．200mL

〔実地（性質・貯蔵・取扱い方法等）〕

※　設問中の物質の性状は、特に規定しない限り常温常圧におけるものとする。

【44】次のうち、シアン化水素についての記述として、誤っているものはどれか。

☐ 1．焦げたアーモンド臭を帯びている。

2．点火すると青紫色の炎をあげて燃焼する。

3．極めて猛毒で、希薄な蒸気でも吸入すると呼吸中枢を刺激し、次いで麻痺(ひ)させる。

4．水溶液は極めて強いアルカリ性を示す。

【45】次のうち、ホスゲンについての記述として、誤っているものはどれか。

☐ 1．水と徐々に反応して硫化水素ガスを発生する。
2．ベンゼン、トルエンに溶けやすい。
3．無色の窒息性の気体である。
4．吸入すると、鼻、のど、気管支等の粘膜を刺激し、炎症を起こす。

【46】次のうち、有機燐（りん）製剤、カルバメート系製剤のいずれにも有効な解毒剤として、最も適当なものはどれか。

☐ 1．ジメルカプロール（別名：BAL）
2．２－ピリジルアルドキシムメチオダイド（別名：PAM）
3．硫酸アトロピン
4．チオ硫酸ナトリウム

【47】次のうち、毒物又は劇物とその用途の組合せとして、最も適当なものはどれか。

☐ 1．酸化バリウム …………………………………………………… 殺鼠（そ）剤
2．エタン－1,2－ジアミン（別名：エチレンジアミン）……… キレート剤
3．セレン ………………………………………………………… 土壌燻蒸（くんじょう）剤
4．２－イソプロピル－４－メチルピリミジル－６－ジエチルチオホスフェイト（別名：ダイアジノン） ………… 除草剤

【48】次のうち、劇物とその貯蔵についての記述の組合せとして、適当でないものはどれか。

☐ 1．沃（よう）素 …………………… 容器は気密容器を用い、通風の良い冷所に保管する。腐食されやすい金属、濃塩酸、アンモニア水などはなるべく引き離しておく。
2．ベタナフトール ……… 空気や光線に触れると赤変するので、遮光して保管する。
3．二硫化炭素 …………… 揮発性、引火性が極めて強いため、開封済みのものは水を加えて保管する。
4．ピクリン酸 …………… ガラスを溶かす性質があるので、鋼鉄製の容器に保管する。

令和４年度　愛知

【49】次のうち、毒物及び劇物とその廃棄方法の組合せとして、<u>適当でないもの</u>はどれか。

☐ 1．臭素 ………………………… アルカリ法
2．三酸化二砒（ひ）素 …………… 沈殿隔離法
3．塩素酸ナトリウム ……… 酸化法
4．塩化亜鉛 ………………… 焙（ばい）焼法

【50】次のうち、ホルマリンの漏えい時又は出火時の措置として、正しいものはいくつあるか。

ア．漏えいした場所での作業の際の保護具として有機ガス用防毒マスクは有効である。

イ．貯蔵設備の周辺火災の場合、ホルマリンが高温で着火し、燃焼するのを防ぐために周囲に散水して冷却する。

ウ．ホルマリンに着火した場合の消火剤として水は無効である。

☐ 1．1つ　　2．2つ
3．3つ　　4．正しいものはない

【51】次の毒物又は劇物の性状等として、最も適当なものはどれか。

☐ A. 1，1'－ジメチル－4，4'－ジピリジニウムジクロリド（別名：パラコート）

☐ B. 水酸化リチウム

☐ C. 蓚（しゅう）酸

☐ D. アクリルニトリル

1．無色又は白色の吸湿性結晶で、アルミニウム、スズ、亜鉛を腐食し、引火性・爆発性ガスである水素を生成する。

2．無臭又は微刺激臭のある無色透明の蒸発しやすい液体で、極めて引火しやすく、火災、爆発の危険性が強い。

3．無色の吸湿性結晶で、水に可溶であり、水溶液中では紫外線により分解される。除草剤として使用される。

4．一般に流通しているのは二水和物であり、無色、柱状の結晶で乾燥空気中において風化する。

【52】次の劇物の貯蔵方法等として、最も適当なものはどれか。

☐ A. カリウムナトリウム合金
☐ B. 硝酸銀
☐ C. 四塩化炭素
☐ D. メチルエチルケトン

1. 水、二酸化炭素等と激しく反応する液体であるので、保管に際しては、十分に乾燥した鋼製容器に収め、アルゴンガス（微量の酸素も除いておくこと）を封入し密栓する。
2. 亜鉛又はスズメッキをした鋼鉄製容器で保管し、高温に接しない場所に保管する。蒸気は空気より重く低所に滞留するので、換気の悪い場所には保管しない。
3. 揮発性が大きく引火しやすいため、密栓して冷所に保管する。アセトン様の臭いがある。
4. 光によって分解して黒くなるため、遮光容器に保管する。

【53】次の毒物又は劇物の毒性等として、最も適当なものはどれか。

☐ A. 硫酸
☐ B. フェニレンジアミン
☐ C. 二硫化炭素
☐ D. 弗(ふっ)化水素酸

1. 神経毒であり、吸入すると、興奮状態を経て麻痺(ひ)状態に入り、意識が朦朧(もうろう)とし、呼吸麻痺(ひ)に至ることがある。中毒からの回復期に猛烈な頭痛を伴う。
2. 皮膚に触れると、激しい痛みを感じて、著しく腐食される。組織浸透性が高く、薄い溶液でも指先に触れると爪の間に浸透し、数日後に爪が剥離(はくり)することがある。
3. 油様の液体で、皮膚に触れると激しいやけど（薬傷）を起こす。
4. 皮膚に触れると皮膚炎（かぶれ）、眼に作用すると角結膜炎、呼吸器に対し気管支喘息を引き起こす。これらの作用は、オルト体、メタ体及びパラ体の3つの異性体のうち、パラ体で最も強い。

【54】次の劇物の廃棄方法として、最も適当なものはどれか。

- ☐ A. クロルピクリン
- ☐ B. 酢酸エチル
- ☐ C. 重クロム酸カリウム
- ☐ D. 硅弗化（けいふっ）ナトリウム

1. 少量の界面活性剤を加えた亜硫酸ナトリウムと炭酸ナトリウムの混合溶液中で、撹拌し分解させた後、多量の水で希釈して処理する。
2. 希硫酸に溶かし、還元剤の水溶液を過剰に用いて還元した後、水酸化カルシウム、炭酸ナトリウム等の水溶液で処理し、沈殿濾（ろ）過する。溶出試験を行い、溶出量が判定基準以下であることを確認して埋立処分する。
3. 水に溶かし、水酸化カルシウム等の水溶液を加えて処理した後、希硫酸を加えて中和し、沈殿濾（ろ）過して埋立処分する。
4. 珪藻（けいそう）土等に吸収させて開放型の焼却炉で焼却する。

【55】次の毒物又は劇物の鑑識法として、最も適当なものはどれか。

- ☐ A. 過酸化水素水
- ☐ B. メタノール
- ☐ C. 塩化水銀（Ⅱ）
- ☐ D. ニコチン

1. エーテルに溶かし、ヨウ素のエーテル溶液を加えると、褐色の液状沈殿が生じ、これを放置すると赤色の針状結晶となる。
2. 水で湿らせたヨウ化カリウムデンプン紙を青色に変色させる。
3. 溶液に水酸化カルシウムを加えると赤い沈殿を生じる。
4. サリチル酸と濃硫酸とともに加熱すると、芳香のあるエステルを生じる。

▶▶正解＆解説 ……………………………………………………………………

【1】3

〔解説〕ア＆イ．毒物及び劇物は、別表第1、第2に掲げる物であって、医薬品及び医薬部外品以外のものをいう。取締法第2条（定義）第1項、第2項。

ウ．取締法第2条（定義）第1項、第3項。

【2】1

〔解説〕取締法第3条の3（シンナー乱用の禁止）、施行令第32条の2（興奮、幻覚又は麻酔の作用を有する物）。

【3】2

〔解説〕取締法 別表第1、第3。シアン化ナトリウム…毒物。

【4】2

〔解説〕取締法第4条（営業の登録）第3項。

1．製造業の登録は、その製造所の所在地の都道府県知事に申請書を出さなければならない。取締法第4条（営業の登録）第2項。

3．毒物又は劇物を直接に取り扱うかどうかにかかわらず、販売業の登録を受けなければ毒物又は劇物を販売することはできない。取締法第3条（毒物劇物の禁止規定）第3項。

4．「破棄」⇒「返納」。施行令第36条（登録票又は許可証の再交付）第3項。

【5】2

〔解説〕ア．一般販売業の登録を受けた者は販売品目の制限が定められていないため、全ての毒物劇物を販売できる。取締法第4条の2（販売業の登録の種類）第1号、取締法第4条の3（販売品目の制限）第1項、第2項。

イ．取締法第4条の3（販売品目の制限）第1項。

ウ．特定品目と特定毒物は異なる。特定品目として厚生労働省令（施行規則 別表第2）で定めるもの以外を販売してはならない。取締法第4条の3（販売品目の制限）第2項、施行規則第4条の3（特定品目販売業者の取り扱う劇物）。

【6】3

〔解説〕販売業の登録において、数量は登録簿の記載事項に含まれていない。

1．施行規則第4条の5（登録簿の記載事項）第1号。

2．取締法第6条（登録事項）第2号。

4．取締法第6条（登録事項）第1号。

【7】4

〔解説〕取締法第7条（毒物劇物取扱責任者）第1項。

【8】2

〔解説〕取締法第８条（毒物劇物取扱責任者の資格）第１項第１～３号。毒物劇物取扱責任者になることができるのは、①薬剤師、②応用化学に関する学課を修了した者、③試験に合格した者である。

【9】3

〔解説〕ア．勤務時間数の変更は、毒物劇物営業者が行う手続きに含まれない。

イ．「あらかじめ」⇒「変更後30日以内に」。取締法第10条（届出）第１項第３号、施行規則第10条の２（営業者の届出事項）第２号。

ウ．取締法第９条（登録の変更）第１項。

【10】3

〔解説〕直接の容器又は直接の被包を開いた年月日は、表示事項に含まれていない。

1．取締法第12条（毒物又は劇物の表示）第２項第１号。

2．取締法第12条（毒物又は劇物の表示）第２項第４号、施行規則第11条の６（取扱及び使用上特に必要な表示事項）第１号。

4．取締法第12条（毒物又は劇物の表示）第２項第４号、施行規則第11条の６（取扱及び使用上特に必要な表示事項）第４号。

【11】1

〔解説〕取締法第12条（毒物又は劇物の表示）第３項。

【12】2

〔解説〕取締法第13条（農業用の劇物）、施行令第39条（着色すべき農業用劇物）第１～２号、施行規則第12条（農業用劇物の着色方法）。

【13】3

〔解説〕取締法第14条（毒物又は劇物の譲渡手続）第２項、第４項、施行規則第12条の２（毒物又は劇物の譲渡手続に係る書面）。

【14】3

〔解説〕譲受人と交付を受けた者の続柄又は関係に関する事項は、帳簿に記載しなければならない事項に含まれない。

1～2＆4．取締法第15条（毒物又は劇物の交付の制限等）第２項、第３項、施行規則第12条の３（確認に関する帳簿）第１～３号。

【15】3

〔解説〕施行令第40条（廃棄の方法）第１～３号。

【16】4

〔解説〕施行令第40条の５（運搬方法）第２項第２号、施行規則第13条の５（毒物又は劇物を運搬する車両に掲げる標識）。

【17】1

〔解説〕施行令第40条の９（毒物劇物営業者等による情報の提供）第１項、第２項。

【18】4

〔解説〕取締法第17条（事故の際の措置）第1項。

【19】1

〔解説〕ア＆ウ．業務上取扱者の届出は必要ない。

イ．取締法第22条（業務上取扱者の届出等）第1項、施行令第41条（業務上取扱者の届出）第1号、第42条第1号。無機シアン化合物たる毒物及びこれを含有する製剤を取り扱い電気めっきを行う事業は、業務上取扱者の届出が必要となる。

【20】4

〔解説〕ア．毒物劇物営業者は、18歳未満の者に毒物又は劇物を交付してはならない。取締法第15条（毒物又は劇物の交付の制限等）第1項第1号。

イ．「変更する日の30日前」⇒「変更した30日以内」。取締法第10条（届出）第1項第2号。

ウ．毒物又は劇物を紛失したときは毒性の高低にかかわらず、直ちにその旨を警察署に届け出なければならない。取締法第17条（事故の際の措置）第2項。

【21】2

〔解説〕2種類以上の物質が混ざり合った物を混合物といい、ただ1種類の物質からなるものを純物質という。石油、食塩水はいずれも混合物である。

1．牛乳…混合物、ショ糖（スクロース$C_{12}H_{22}O_{11}$）…純物質（化合物）。

3．ダイヤモンド…炭素Cからなる純物質（単体）、塩酸HCl…塩化水素水溶液の混合物である。

4．オゾンO_3…純物質（単体）、塩化カリウム水溶液KCl aq…混合物。

【22】4

〔解説〕1．この説明は「ろ過」である。　2．この説明は「抽出」である。

3．この説明は「昇華法」である。

【23】1

〔解説〕$^{14}_{6}C$と$^{12}_{6}C$は、原子番号が同じ（6）で質量数（12、14）の異なる原子の同位体（アイソトープ）である。

【24】4

〔解説〕ア．電子殻は内側からK殻、L殻、M殻、N殻…となっているため、原子核に最も近い電子殻はK殻である。

イ．ホウ素$_5B$は、K殻に2個、L殻に3個の電子が配置されているため、最外殻電子の数は3個である。

ウ．最外殻電子が1～7個の場合、その電子を価電子という。ネオン$_{10}Ne$は貴ガス（希ガス※）であり、最外殻電子が8個なので価電子の数が0個となる。

※日本化学会の提案や学習指導要領の改訂により、希ガスが『貴ガス』という表記に変更されている場合がある。本書では今後の出題表記が変更されることを考慮し、新旧表記いずれも併記する。

【25】4

〔解説〕SO_4^{2-} … 硫酸イオン。硫化物イオンはS^{2-}である。

※日本化学会の提案や学習指導要領の改訂により、イオン式が『イオンの化学式』という表記に変更されている場合がある。本書では今後の出題表記が変更されることを考慮し、新旧表記をいずれも併記する。

【26】3

〔解説〕アンモニアNH_3…極性分子（三角錐形）

1．水H_2Oは、「折れ線形」の「極性分子」である。

2．二酸化炭素CO_2は、「直線形」の無極性分子である。

4．メタンCH_4は、正四面体形の「無極性分子」である。

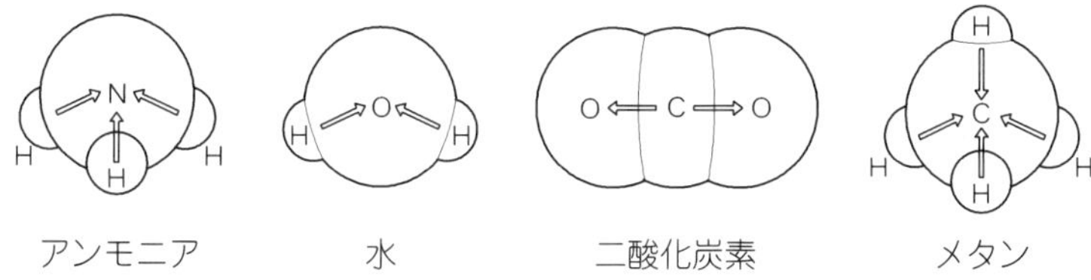

【27】3

〔解説〕金属をたたいて薄く広げることができる性質を「展性」という。

【28】1

〔解説〕ア．硝酸マグネシウム$Mg(NO_3)_2$の式量は、24＋｛(14＋16×３)×２｝＝24＋｛(14＋48)×２｝＝24＋124＝148であるため、1mol＝148gとなる。従って、0.50molの質量は74gとなる。

イ．硝酸マグネシウム$Mg(NO_3)_2$は１molあたり、Mg^{2+}が１mol、NO_3^-が２molから成り立つ。従って0.50molの場合、アボガドロ定数$6.0×10^{23}$/mol×0.50＝$3.0×10^{23}$個となる。

【29】1

〔解説〕「塩基性」の水溶液は、フェノールフタレイン溶液を赤色に変える。

【30】2

〔解説〕正塩とは酸のH、塩基のOHをいずれも含まない塩をいう。炭酸水素ナトリウム$NaHCO_3$はNa^+、H^+、CO_3^{2-}に電離し、H^+が残るため、酸性塩である。

１＆３～４．硫酸ナトリウムNa_2SO_4はH_2SO_4と$NaOH$で構成され、塩化アンモニウムNH_4ClはNH_4^+とCl^-に電離し、酢酸ナトリウムCH_3COONaはCH_3COO^-とNa^+に電離する。いずれも酸のH、塩基のOHを含まない正塩である。

【31】3

〔解説〕原子の酸化数が減少することを「還元」という。

【32】4

〔解説〕イオン化傾向の大きい順に並べると、リチウムLi ＞ カルシウムCa ＞ アルミニウムAl ＞ 亜鉛Zn ＞ 鉄Fe ＞ ニッケルNi ＞ スズSn ＞ 鉛Pb ＞（水素H_2）＞ 銅Cu ＞ 水銀Hg ＞ 白金Pt ＞ 金Au となる。従って、選択肢4が正しい。

【33】4

〔解説〕ボイル・シャルルの法則…「一定物質量の気体の体積は（圧力に反比例し、絶対温度に比例する。）」

【34】2

〔解説〕112LのメタンCH_4は1mol＝22.4Lより、112L／22.4L＝5molとなる。熱化学方程式より、メタン1molのとき熱量が891kJ発生するので、メタン5molのときは、891kJ × 5mol＝4455kJの熱量が発生する。

※日本化学会の提案や学習指導要領の改訂により、熱化学方程式は廃止されて『エンタルピー変化』を使用するようになる。本書では今後の出題に反映されることを考慮して注意喚起を掲載する。なお、この問題は出題時のまま熱化学方程式を使用している。

【35】1

〔解説〕硫(りゅう)酸酸性の硫酸銅（Ⅱ）水溶液中で粗銅板を（ア：陽極）、純銅板を（イ：陰極）として低電圧をかけると、粗銅板から銅イオン（Cu^{2+}）が溶け出し、純銅板上には銅（Cu）が析出する。この操作を（ウ：電解精錬）という。電解精錬とは銅を得る操作をいう。

また、溶融塩電解（融解塩電解）とは、ボーキサイトから不純物を取り出して得られたアルミナAl_2O_3から、アルミニウムを得るために行う操作をいう。

【36】1

〔解説〕NaCl（固）$\rightleftarrows$ Na^+ ＋ Cl^-

塩化ナトリウム（NaCl）の飽和水溶液が、塩化ナトリウムの結晶と共存しているとき、飽和水溶液に塩化水素（HCl）を通じると、上記の溶解平衡が（ア：左向き）に動き、塩化ナトリウムの結晶が（イ：析出する）。

【37】1

〔解説〕イ．臭素Br_2は、「赤褐色の液体」である。

ウ．「黄リンP_4」は、空気中で自然発火するため水中に保存される。赤リンPは自然発火しない、空気中でも安定した物質である。

【38】2

〔解説〕鎖式炭化水素のうち、不飽和炭化水素で三重結合を1つ含むものを（アルキン）という。（例：アセチレン　H－C≡C－H）

1．ベンゼン…環式炭化水素のうち、芳香族炭化水素のことをいう。

3．アルカン…不飽和炭化水素ですべて単結合のものをいう。

4．アルケン…不飽和炭化水素で二重結合を1つ含むものをいう。

【39】3

〔解説〕アルコールは、ヒドロキシ基$-OH$が結合している炭素原子に他の炭素原子（炭化水素基）が何個結合しているかによって、第一級アルコール〜第三級アルコールに分類される。2－ブタノール$CH_3CH_2CH(OH)CH_3$は、炭化水素基が2個結合している第二級アルコールである。

$$R^1-\underset{H}{\overset{R^2}{C}}-OH$$

1＆2．エタノールCH_3CH_2OH、エチレングリコール$CH_2(OH)CH_2(OH)$…第一級アルコール

4．2－メチル－2－プロパノール$(CH_3)_3COH$…第三級アルコール

【40】3

〔解説〕マルトース$C_{12}H_{22}O_{11}$は、グルコース2分子が脱水縮合をし、両者が「グリコシド結合」により、結合した構造をもつ。

【41】1

〔解説〕濃度50%の硫酸（りゅう）300g中に含まれる硫酸は、0.5×300g＝150g。加えるべき硫酸の量をx gとすると、次の等式が成り立つ。

$$\frac{150g+0.2x\,g}{300g+x\,g}=0.45$$

$$150g+0.2x\,g=0.45\times(300g+x\,g)$$

$$0.45x\,g-0.2x\,g=150g-135g$$

$$x\,g=15g/0.25$$

$$x=60g$$

【42】4

〔解説〕濃度20mol/Lの水溶液800mL中に含まれる、アンモニアの物質量（mol）

⇒（20mol／1000mL）×800mL＝16mol

濃度6mol/Lの水溶液200mL中に含まれる、アンモニアの物質量（mol）

⇒（6mol／1000mL）×200mL＝1.2mol

$$混合水溶液の濃度=\frac{16mol+1.2mol}{800mL+200mL}=\frac{17.2mol}{1000mL}=\frac{17.2mol}{1L}$$

$$=17.2mol/L$$

【43】2

〔解説〕中和反応式：$2NH_4OH+H_2SO_4\longrightarrow(NH_4)_2SO_4+2H_2O$

アンモニアは1価の塩基、硫酸は2価の酸であり、求める量をx mLとすると、次の等式が成り立つ。

（2.0mol／1000mL）×300mL ＝（2×6.0mol／1000mL）×x mL

両辺に1000をかける。

2.0mol×300mL＝12mol×x mL

$12x=600 \Rightarrow x=50mL$

【44】4

〔解説〕シアン化水素HCNの水溶液は、極めて「弱い酸性」を示す。

【45】1

〔解説〕ホスゲン$COCl_2$は、水により徐々に分解して、「二酸化炭素CO_2と塩化水素HCl」となる。

【46】3

〔解説〕有機燐(りん)製剤、カルバメート（カーバメート）系製剤のいずれにも有効な解毒剤として、硫(りゅう)酸アトロピンが用いられる。

1．ジメルカプロール（BAL）は、砒(ひ)素、砒素化合物、水銀の解毒剤として用いられる。

2．2－ピリジルアルドキシムメチオダイド（PAM）は有機燐(りん)化合物の解毒剤として用いられる。

4．チオ硫酸ナトリウムは、砒(ひ)素、砒素化合物、水銀、シアン化合物の解毒剤として用いられる。

※以下、物質名の後に記載されている［　］は、物質を見分ける際に特徴となるキーワードを表す。

【47】2

〔解説〕エチレンジアミン$(CH_2)_2(NH_2)_2$［キレート剤］

1．酸化バリウムBaO［乾燥剤］

3．セレンSe［ガラスの脱色］

4．ダイアジノン$C_{12}H_{21}N_2O_3PS$［有機燐系の殺虫剤］

【48】4

〔解説〕ピクリン酸$C_6H_2(OH)(NO_2)_3$［硫黄、ヨード、ガソリン、アルコール等と離して保管］［鉄、銅、鉛等の金属容器を使用しない］

1．沃(よう)素I_2［気密容器］［腐食されやすい金属、濃塩酸、アンモニア水などはなるべく引き離しておく］

2．ベタナフトール$C_{10}H_7OH$［空気や光線に触れると赤変］［遮光］

3．二硫化炭素CS_2［揮発性、引火性が極めて強い］［水を加えて保管］

【49】3

〔解説〕塩素酸ナトリウム$NaClO_3$…還元法。還元剤（例えばチオ硫酸ナトリウム等）の水溶液に希硫酸を加えて酸性にし、この中に少量ずつ投入。反応終了後に反応液を中和し、多量の水で希釈して処理する。

【50】2

〔解説〕ア．正しい。保護具は有機ガス用防毒マスクのほか、ゴム製の保護手袋と保護長靴、保護衣、保護眼鏡が用いられる。

イ．正しい。ホルマリンHCHO aq自体は引火性ではないが、高温に熱せられると含有アルコールが揮散し、これに着火して燃焼する可能性がある。

ウ．誤り。ホルマリンが着火した場合の消火剤は、水が最も有効である。

【51】 A…3　B…1　C…4　D…2

〔解説〕A．パラコート$C_{12}H_{14}Cl_2N_2$［無色の吸湿性結晶］［水に可溶］［除草剤］

B．水酸化リチウム$LiOH$［無色又は白色の吸湿性結晶］［水素を生成］

C．蓚酸$(COOH)_2 \cdot 2H_2O$［二水和物］［無色、柱状の結晶］［乾燥空気中において風化］

D．アクリルニトリル$CH_2=CHCOOH$［無臭又は微刺激臭］［蒸発しやすい液体］［極めて引火しやすい］

【52】 A…1　B…4　C…2　D…3

〔解説〕A．カリウムナトリウム合金KNa［十分に乾燥した鋼製容器］［アルゴンガス］

B．硝酸銀$AgNO_3$［光によって分解して黒くなる］［遮光容器］

C．四塩化炭素CCl_4［亜鉛又はスズメッキをした鋼鉄製容器］［蒸気は空気より重く低所に滞留］

D．メチルエチルケトン$C_2H_5COCH_3$［揮発性が大きく引火しやすい］［密栓して冷所に保管］［アセトン様の臭い］

【53】 A…3　B…4　C…1　D…2

〔解説〕A．硫酸H_2SO_4［油様の液体］［皮膚に触れると激しいやけど（薬傷）］

B．フェニレンジアミン$C_6H_8N_2$［皮膚炎（かぶれ）］［角結膜炎］［気管支喘息］［作用は3つの異性体のうちパラ体で最も強い］

C．二硫化炭素CS_2［神経毒］［中毒からの回復期に猛烈な頭痛］

D．弗化水素酸HF aq［皮膚に触れると著しく腐食］［数日後に爪が剥離］

【54】 A…1　B…4　C…2　D…3

〔解説〕A．クロルピクリン$CCl_3(NO_2)$…分解法。クロルピクリンにのみ適用する。

B．酢酸エチル$CH_3COOC_2H_5$…燃焼法。

C．重クロム酸カリウム$K_2Cr_2O_7$…還元沈殿法。

D．硅弗化ナトリウムNa_2SiF_6…分解沈殿法。

【55】 A…2　B…4　C…3　D…1

〔解説〕A．過酸化水素水H_2O_2 aq［ヨウ化カリウムデンプン紙を青色］

B．メタノールCH_3OH［サリチル酸と濃硫酸と加熱］［芳香のあるエステル］

C．塩化水銀（Ⅱ）（塩化第二水銀）$HgCl_2$［水酸化カルシウムを加えると赤い沈殿］

D．ニコチン$C_{10}H_{14}N_2$［ヨウ素のエーテル溶液］［褐色の液状沈殿］［赤色の針状結晶］

4　令和３年度（2021年）愛知県

〔毒物及び劇物に関する法規〕

【１】次の記述は、法第１条の条文であるが、（　）にあてはまる語句の組合せとして、正しいものはどれか。

この法律は、毒物及び劇物について、（ア）から必要な（イ）ことを目的とする。

	ア	イ
☐ 1．	乱用防止の観点	措置を講ずる
2．	乱用防止の観点	取締を行う
3．	保健衛生上の見地	措置を講ずる
4．	保健衛生上の見地	取締を行う

【２】次の記述は、法第２条第３項の条文であるが、（　）にあてはまる語句として、正しいものはどれか。

この法律で「特定毒物」とは、（　）であって、別表第３に掲げるものをいう。

☐ 1．毒物
2．毒物又は劇物
3．医薬品又は医薬部外品
4．農薬

【３】次のうち、法第３条の規定に関する記述として、正しいものはどれか。

☐ 1．毒物又は劇物の製造業の登録を受けた者でなければ、毒物又は劇物を授与の目的で製造してはならない。
2．薬局の開設許可を受けた者は、毒物又は劇物の販売業の登録を受けた者とみなされる。
3．毒物又は劇物を自らが使用する目的で輸入する場合は、毒物又は劇物の輸入業の登録が必要である。
4．毒物劇物製造業者は、毒物又は劇物の販売業の登録を受けていなければ、自らが製造した毒物又は劇物を他の毒物劇物販売業者に販売することができない。

【4】次の記述は、特定毒物研究者に関するものであるが、正誤の組合せとして、正しいものはどれか。

ア．特定毒物研究者は、特定毒物を製造することができる。

イ．特定毒物研究者は、毒物劇物営業者から特定毒物を譲り受けることはできるが、毒物劇物営業者に特定毒物を譲り渡すことはできない。

ウ．特定毒物研究者は、特定毒物を必要とする研究事項を変更したときは、30日以内に、その主たる研究所の所在地の都道府県知事（その主たる研究所の所在地が、地方自治法（昭和22年法律第67号）第252条の19第１項の指定都市（以下「指定都市」という。）の区域にある場合においては、指定都市の長。）に届け出なければならない。

	ア	イ	ウ
☐ 1．	正	正	正
2．	正	正	誤
3．	正	誤	正
4．	誤	正	正

【5】次のうち、毒物又は劇物の営業の登録に関する記述として、誤っているものはどれか。

☐ 1．毒物又は劇物の製造業の登録を受けようとする者は、その製造所の所在地の都道府県知事に申請書を出さなければならない。

2．複数店舗の毒物又は劇物の販売業の登録を受けようとする者は、その住所（法人にあっては主たる事務所の所在地）の都道府県知事（その住所が、保健所を設置する市又は特別区の区域にある場合においては、市長又は区長。）の登録を受けていれば、店舗ごとに登録を受ける必要はない。

3．毒物又は劇物の輸入業の登録は、５年ごとに更新を受けなければ、その効力を失う。

4．毒物劇物営業者は、登録票の記載事項に変更を生じたときは、登録票の書換え交付を申請することができる。

【6】次の記述は、省令第4条の4に基づく、毒物又は劇物の輸入業の営業所の設備の基準に関するものであるが、正誤の組合せのうち、正しいものはどれか。

ア．毒物又は劇物の貯蔵設備は、毒物又は劇物とその他の物とを区分して貯蔵できるものであること。

イ．毒物又は劇物を陳列する場所にかぎをかける設備があること。ただし、陳列する場所に盗難防止装置として遠隔で監視できる録画機器等を設置する場合はこの限りではない。

ウ．毒物又は劇物の運搬用具は、毒物又は劇物が飛散し、漏れ、又はしみ出るおそれがないものであること。

	ア	イ	ウ
1．	正	正	正
2．	誤	正	正
3．	正	誤	正
4．	正	正	誤

【7】次のうち、毒物劇物取扱責任者に関する記述として、正しいものはどれか。

1．毒物劇物営業者は、毒物劇物取扱責任者を変更したときは、法第7条第3項の規定に基づき30日以内に、その毒物劇物取扱責任者の氏名を届け出なければならない。

2．登録販売者であって、毒物又は劇物を取り扱う業務に1年以上従事した者であれば、毒物劇物取扱責任者になることができる。

3．省令で定める学校で、基礎科学に関する学課を修了した者であれば、毒物劇物取扱責任者になることができる。

4．18歳未満の者は毒物劇物取扱責任者となることができない。ただし、都道府県知事が行う毒物劇物取扱者試験に合格した者にあっては、この限りではない。

【８】次のうち、法第10条に基づき、毒物劇物製造業者が30日以内に変更の旨を届け出なければならない場合として、定められていないものはどれか。

☐ 1．毒物劇物製造業者の住所（法人にあっては、その主たる事務所の所在地）を変更したとき。
2．毒物又は劇物を製造し、貯蔵し、又は運搬する設備の重要な部分を変更したとき。
3．登録に係る毒物又は劇物の品目以外の毒物又は劇物を新たに追加したとき。
4．当該製造所における営業を廃止したとき。

【９】次のうち、法第12条第２項の規定により、毒物又は劇物の製造業者が、その製造した毒物又は劇物の容器及び被包に表示しなければ、販売してはならないとされている事項として、定められていないものはどれか。

☐ 1．毒物又は劇物の名称
2．毒物又は劇物の成分及びその含量
3．毒物又は劇物の製造業者の住所（法人にあっては、その主たる事務所の所在地）
4．毒物劇物取扱責任者の氏名

【10】次のうち、法第12条第３項の規定により、劇物を貯蔵し、又は陳列する場所への表示として、正しいものはどれか。

☐ 1．黒地に白色をもって「毒」の文字
2．黒地に白色をもって「毒物」の文字
3．「医薬用外」及び「劇」の文字
4．「医薬用外」及び「劇物」の文字

【11】次のうち、法第13条で「省令で定める方法により着色したものでなければ、これを農業用として販売し、又は授与してはならない。」と規定されている劇物として、政令で定められているものはどれか。

☐ 1．硫酸タリウムを含有する製剤たる劇物
2．ジメチル－２，２－ジクロルビニルホスフェイト（別名：DDVP）を含有する製剤たる劇物
3．エマメクチンを含有する製剤たる劇物
4．沃（よう）化メチルを含有する製剤たる劇物

【12】次の記述は、法第13条の2で規定される「毒物又は劇物のうち主として一般消費者の生活の用に供されると認められるものであって政令で定めるもの（劇物たる家庭用品）」のうち、「塩化水素又は硫酸を含有する製剤たる劇物（住宅用の洗浄剤で液体状のものに限る。）」の成分の含量に関するものであるが、（　）にあてはまる数値の組合せとして正しいものはどれか。

一　塩化水素若しくは硫酸の含量又は塩化水素と硫酸とを合わせた含量が（ア）%以下であること。

二　当該製剤1mLを中和するのに要する0.1mol/L水酸化ナトリウム溶液の消費量が厚生労働省令で定める方法により定量した場合において（イ）mL以下であること。

	ア	イ
☐ 1．	15	30
2．	15	45
3．	30	60
4．	30	90

【13】次の記述は、法第14条第1項の条文であるが、（　）にあてはまる語句の組合せとして、正しいものはどれか。

毒物劇物営業者は、毒物又は劇物を（ア）に販売し、又は授与したときは、その都度、次に掲げる事項を書面に記載しておかなければならない。

一　毒物又は劇物の名称及び数量

二　販売又は授与の年月日

三　譲受人の氏名、（イ）及び住所（法人にあっては、その名称及び主たる事務所の所在地）

	ア	イ
☐ 1．	他の毒物劇物営業者	職業
2．	他の毒物劇物営業者	年齢
3．	毒物劇物営業者以外の者	職業
4．	毒物劇物営業者以外の者	年齢

【14】次のうち、法第15条第2項に基づき、毒物劇物営業者が、その交付を受ける者の氏名及び住所を確認した後でなければ交付してはならない劇物はどれか。

☐ 1．亜酸化窒素
2．トルエン
3．ナトリウム
4．マグネシウム

【15】次の記述は、政令第40条の9第1項のただし書に規定する毒物劇物営業者等による情報の提供をしなくてもよいとされる場合を定めた省令第13条の10の条文の一部であるが、（　）にあてはまる語句の組合せとして正しいものはどれか。

令第40条の9第1項ただし書に規定する厚生労働省令で定める場合は、次のとおりとする。

一　1回につき（ア）以下の（イ）を販売し、又は授与する場合

	ア	イ
☐ 1．	200mg	毒物又は劇物
2．	200mg	劇物
3．	400g	毒物又は劇物
4．	400g	劇物

【16】次の記述は、法第17条第2項の条文であるが、（　）にあてはまる語句の組合せとして、正しいものはどれか。

毒物劇物営業者及び特定毒物研究者は、その取扱いに係る毒物又は劇物が盗難にあい、又は紛失したときは、（ア）、その旨を（イ）に届け出なければならない。

	ア	イ
☐ 1．	毒物にあっては直ちに、劇物にあっては24時間以内に	警察署
2．	毒物にあっては直ちに、劇物にあっては24時間以内に	消防機関
3．	直ちに	警察署
4．	直ちに	消防機関

【17】次の記述は、登録が失効した場合等の措置について定めた法第21条第１項の条文であるが、（　）にあてはまる語句の組合せとして、正しいものはどれか。

毒物劇物営業者、特定毒物研究者又は特定毒物使用者は、その営業の登録若しくは特定毒物研究者の許可が効力を失い、又は特定毒物使用者でなくなったときは、（ア）日以内に、毒物劇物営業者にあってはその製造所、営業所又は店舗の所在地の都道府県知事（販売業にあってはその店舗の所在地が、保健所を設置する市又は特別区の区域にある場合においては、市長又は区長）に、特定毒物研究者にあってはその主たる研究所の所在地の都道府県知事（その主たる研究所の所在地が指定都市の区域にある場合においては、指定都市の長）に、特定毒物使用者にあっては都道府県知事に、それぞれ（イ）特定毒物の品名及び数量を届け出なければならない。

	ア	イ
☐ 1．	15	これまで所有した
2．	15	現に所有する
3．	30	これまで所有した
4．	30	現に所有する

【18】次の記述は、法第22条第５項及び省令第18条の２の条文であるが、（　）にあてはまる語句として、正しいものはどれか。なお、法第11条は「毒物又は劇物の取扱」、法第12条は「毒物又は劇物の表示」、法第17条は「事故の際の措置」、法第18条は「立入検査等」、法第22条は「業務上取扱者の届出等」を規定した条文である。

〈法第22条第５項〉

第11条、第12条第１項及び第３項、第17条並びに第18条の規定は、毒物劇物営業者、特定毒物研究者及び第１項に規定する者以外の者であって厚生労働省令で定める毒物又は劇物を業務上取り扱うものについて準用する。

〈省令第18条の２〉

法第22条第５項に規定する厚生労働省令で定める毒物及び劇物は、（　）とする。

☐ 1．興奮、幻覚又は麻酔の作用を有する毒物及び劇物
2．引火性、発火性又は爆発性のある毒物及び劇物
3．農業上必要な毒物及び劇物
4．すべての毒物及び劇物

【19】次の記述は、毒物劇物営業者が30％塩酸を、車両１台を使用して１回につき5,000kg以上運搬する場合について述べたものであるが、正誤の組合せとして、正しいものはどれか。

ア．車両に、防毒マスク、ゴム手袋、その他事故の際に応急の措置を講ずるために必要な保護具を１人分備えた。

イ．0.3m平方の板に、地を白色、文字を赤色として「劇」と表示し、車両の前後の見やすい箇所に掲げた。

ウ．交替して運転する者を同乗させることなく、運転者１名が、１日当たり合計10時間運転して、運搬した。

	ア	イ	ウ
☐ 1．	正	正	正
2．	正	誤	正
3．	誤	正	誤
4．	誤	誤	誤

【20】次の記述は、無機シアン化合物たる毒物を用いて電気めっきを行う事業者の対応を述べたものであるが、正誤の組合せとして、正しいものはどれか。

ア．業務上、無機シアン化合物たる毒物を取り扱うこととなった日から50日経過後に事業場の所在地の都道府県知事（その事業場の所在地が保健所を設置する市又は特別区の区域にある場合においては、市長又は区長。）に氏名又は住所（法人にあっては、その名称及び主たる事務所の所在地）を届け出た。

イ．シアン含有量が１Ｌにつき１mgを越える無機シアン化合物を含有する液体状の物がその事業場の外に飛散し、漏れ、流れ出、若しくはしみ出、又はその事業場の地下にしみ込むことを防ぐのに必要な措置を講じた。

ウ．廃水処理のために購入した10％水酸化ナトリウム水溶液を一時的に清涼飲料水のペットボトルに移し替え、ペットボトルの表面に赤字で直接「医薬用外劇物」と記した。

	ア	イ	ウ
☐ 1．	正	正	誤
2．	正	誤	正
3．	誤	正	誤
4．	誤	誤	正

〔基礎化学〕

【21】次のうち、互いに同素体である組合せとして、誤っているものはどれか。

☐ 1．水素 ………………… 重水素
2．酸素 ………………… オゾン
3．斜方硫黄 …………… ゴム状硫黄
4．ダイヤモンド ……… フラーレン

【22】次の記述は、物質の三態について述べたものであるが、（　）にあてはまる語句の組合せとして、正しいものはどれか。

自然界のあらゆる物質は温度と圧力に応じて、固体、液体、気体のいずれかの状態をとる。これらの状態を物質の三態といい、三態間の変化を（ア）という。（ア）のうち、気体から液体への変化を（イ）という。

	ア	イ
☐ 1．	化学変化	凝縮
2．	化学変化	凝固
3．	状態変化	凝縮
4．	状態変化	凝固

【23】次のうち、原子に関する記述として、正しいものはどれか。

☐ 1．原子核に含まれる陽子の数と中性子の数の和を原子番号という。
2．中性子は正の電荷をもっている。
3．陽子と電子の質量はほぼ等しい。
4．${}^{40}_{18}Ar$の中性子の数は22である。

【24】次のうち、周期表に関する記述として、誤っているものはどれか。

☐ 1．元素の性質が原子番号とともに周期的に変化することを元素の周期律という。
2．周期表の１族の元素はすべてアルカリ金属である。
3．周期表の17族の元素はすべてハロゲンである。
4．周期表の18族の元素はすべて貴ガス（希ガス）である。

【25】次のうち、白金線の先に銅（Cu）を含んだ水溶液をつけ、ガスバーナーの炎（外炎）の中に入れたときの炎の色として、正しいものはどれか。

☐ 1．赤　　2．黄
3．青緑　　4．赤紫

【26】次のうち、物質とその結晶の種類の組合せとして、正しいものはどれか。

☐ 1．黒鉛 ………………… イオン結晶
2．アルミニウム ……… 分子結晶
3．ドライアイス ……… 共有結合の結晶
4．ナトリウム ………… 金属結晶

【27】次の記述の（　）にあてはまる数値として、正しいものはどれか。

（　）gのアルミニウム（Al）に、希硫酸（H_2SO_4）を反応させたところ、希硫酸は全て反応し、硫酸アルミニウム（$Al_2(SO_4)_3$）と標準状態で1.40Lの水素（H_2）が発生した。ただし、アルミニウムのモル質量を27.0g/molとし、標準状態での気体1molの体積は22.4Lとする。

なお、アルミニウムと希硫酸の反応は次の化学反応式で表される。

$$2Al + 3H_2SO_4 \longrightarrow Al_2(SO_4)_3 + 3H_2$$

☐ 1．0.281　　2．0.562
3．1.125　　4．2.24

【28】次の記述の（　）にあてはまる語句として、正しいものはどれか。

ブレンステッド・ローリーの酸・塩基の定義において、塩基とは「（　）物質」である。

☐ 1．水に溶けると水素イオン（H^+）を生じる
2．水に溶けると水酸化物イオン（OH^-）を生じる
3．水素イオン（H^+）を他に与える
4．水素イオン（H^+）を他から受け取る

【29】次のうち、化学電池に関する記述として正しいものはどれか。

☐ 1．導線に向かって電子が流れ出る電極を負極という。
2．機器に電池を接続し、電池から電流を取り出すことを電池の充電という。
3．亜鉛板と銅板を電極に用いたとき、亜鉛板が正極となる。
4．ノート型パソコンやスマートフォンの電池として広く用いられているリチウムイオン電池は、一次電池である。

【30】次の記述の正誤の組合せとして、正しいものはどれか。

ア．塩化ナトリウム（NaCl）は、ヘキサン（C_6H_{14}）よりも水（H_2O）によく溶ける。

イ．不純物を含む固体物質を適当な溶媒に溶かし、温度による物質の溶解度の違いを利用して、再び結晶を析出させて、不純物を取り除く操作を再結晶という。

ウ．スクロース（$C_{12}H_{22}O_{11}$）の水溶液は、純水よりも沸点が高い。

	ア	イ	ウ
☐ 1．	正	正	正
2．	正	正	誤
3．	誤	誤	正
4．	誤	誤	誤

【31】次のうち、コロイドに関する記述として、誤っているものはどれか。

☐ 1．コロイド溶液に強い光線を当てると、光の通路が輝いて見える。この現象をチンダル現象という。
2．コロイド溶液を限外顕微鏡で観察すると、コロイド粒子が不規則な運動をしている様子が見られる。これをブラウン運動という。
3．疎水コロイドに少量の電解質を加えると、沈殿が生じる。この現象を凝析という。
4．コロイド溶液に直流の電圧をかけると、コロイド粒子自身が帯電している電荷とは反対の電極のほうへ移動する。この現象を透析という。

【32】0.001mol/Lの水酸化ナトリウム（NaOH）のpH（水素イオン指数）は次のうちどれか。ただし、水のイオン積を$Kw=[H^+][OH^-]=1.0\times10^{-14}mol^2/L^2$、水酸化ナトリウムの電離度を１とする。

☐ 1．pH＝1　　2．pH＝3
3．pH＝11　　4．pH＝13

令和3年度　愛知

【33】次の記述の（　）にあてはまる数値として、正しいものはどれか。

10℃の水100gを加熱し、40℃にするには、（　）kJの熱量が必要である。ただし、水の比熱は4.2J/(g·K) で、温度によらず一定とする。

☐ 1．0.14　　2．0.71
3．12.6　　4．16.8

【34】次のうち、化学反応における触媒に関する記述として、誤っているものはどれか。

☐ 1．触媒は化学反応の前後で変化しない物質である。
2．触媒は、活性化エネルギーと反応熱をともに小さくする。
3．生物の体内に存在する酵素は触媒の一種である。
4．可逆反応が平衡状態にあるときに、触媒を加えても平衡は移動しない。

【35】次のうち、塩基性酸化物はどれか。

☐ 1．酸化ナトリウム（Na_2O）　　2．二酸化炭素（CO_2）
3．三酸化硫黄（SO_3）　　4．十酸化四リン（P_4O_{10}）

【36】次の記述は、窒素と窒素化合物に関するものであるが、正誤の組合せとして正しいものはどれか。

ア．窒素（N_2）は、空気中に体積比で約21％存在している。

イ．一酸化窒素（NO）は、銅（Cu）に希硝酸（HNO_3）を加えて発生させることができる。

ウ．二酸化窒素（NO_2）は、赤褐色で刺激臭のある有毒な気体である。

	ア	イ	ウ
☐ 1．	正	誤	正
2．	正	正	誤
3．	誤	正	正
4．	誤	誤	誤

【37】次のうち、水溶液中で淡緑色を示す金属イオンはどれか。

☐ 1．鉛（Ⅱ）イオン（Pb^{2+}）
2．銅（Ⅱ）イオン（Cu^{2+}）
3．鉄（Ⅱ）イオン（Fe^{2+}）
4．鉄（Ⅲ）イオン（Fe^{3+}）

【38】次の記述は、異性体に関するものであるが、正誤の組合せとして、正しいものはどれか。

ア．エタノール（C_2H_5OH）とジメチルエーテル（CH_3OCH_3）は互いに構造異性体である。

イ．シス－2－ブテン（$CH_3CH=CHCH_3$）の2つのメチル基は、二重結合をはさんで同じ側にある。

ウ．メタン（CH_4）には鏡像異性体が存在する。

	ア	イ	ウ
☐ 1．	正	正	正
2．	正	正	誤
3．	正	誤	正
4．	誤	正	正

【39】次のうち、ヨードホルム反応を示さない物質はどれか。

☐ 1．アセトン（CH_3COCH_3）
2．エチルメチルケトン（$CH_3COC_2H_5$）
3．2－プロパノール（$CH_3CH(OH)CH_3$）
4．酢酸メチル（CH_3COOCH_3）

【40】次のうち、カルボン酸に関する記述として、正しいものはどれか。

☐ 1．ギ酸（HCOOH）は、還元性があり、銀鏡反応を示す。
2．マレイン酸（$C_2H_2(COOH)_2$）は、飽和モノカルボン酸である。
3．テレフタル酸（$C_6H_4(COOH)_2$）を加熱すると、分子内で容易に脱水反応が起こり、無水フタル酸となる。
4．サリチル酸（$C_6H_4(OH)COOH$）にメタノールと濃硫酸を加えて、加熱するとアセチルサリチル酸が得られる。

【41】25%のアンモニア水400gに水を加えて20%のアンモニア水を作った。このとき加えた水の量は、次のうちどれか。なお、本問中、濃度（%）は質量パーセント濃度である。

☐ 1．100g　　2．150g
3．200g　　4．500g

【42】２mol/Lの水酸化カリウム水溶液200mLに、1.5mol/Lの水酸化カリウム水溶液300mLを加えた。この水酸化カリウム水溶液の濃度は、次のうちどれか。

□ 1．0.85mol/L　　2．1.7mol/L
3．3.4mol/L　　4．7mol/L

【43】1.5mol/Lの硫酸80mLを中和するのに必要な1.2mol/Lの水酸化ナトリウム水溶液の量は、次のうちどれか。

□ 1．32mL　　2．64mL
3．100mL　　4．200mL

〔実地（性質・貯蔵・取扱い方法等）〕

【44】次のうち、塩素酸ナトリウムについての記述として、誤っているものはどれか。

□ 1．強酸と反応し、爆発することがある。
2．無色無臭である。
3．強い還元力がある。
4．潮解性がある。

【45】次のうち、フェノールについての記述として、誤っているものはどれか。

□ 1．無色の針状結晶又は白色の放射状結晶塊で、特有の臭気と灼（や）くような味を有する。
2．空気中で容易に赤変する。
3．水に不溶である。
4．皮膚や粘膜につくと火傷を起こし、その部分は白色となる。

【46】次のうち、シアン化カリウムの解毒剤の組合せとして、最も適当なものはどれか。

ア．チオ硫酸ナトリウム
イ．２－ピリジルアルドキシムメチオダイド（別名：PAM）
ウ．亜硝酸アミル
エ．硫酸アトロピン

□ 1．ア、イ　　2．ア、ウ
3．イ、エ　　4．ウ、エ

【47】次のうち、毒物又は劇物とその用途の組合せとして、最も適当なものはどれか。

☐ 1．クロルピクリン ………………………………………… 除草剤
2．1,1'－ジメチル－4,4'－ジピリジニウムジクロリド
（別名：パラコート） …………………………………… 土壌燻蒸（くんじょう）剤
3．アジ化ナトリウム ……………………………………… 医療検体の防腐剤
4．クロム酸ナトリウム …………………………………… 還元剤

【48】次のうち、劇物とその貯蔵についての記述の組合せとして、適当でないものはどれか。

☐ 1．ナトリウム ………… 通常、石油中に貯蔵する。また、冷所で雨水などの漏れがないような場所に貯蔵する。
2．ブロムメチル（別名：臭化メチル）
………… 圧縮冷却して液化し、圧縮容器に入れ、直射日光その他温度上昇の原因を避けて冷暗所に貯蔵する。
3．アクロレイン ……… 火気厳禁。非常に反応性に富む物質なので、安定剤を加え、空気を遮断して貯蔵する。
4．ホルマリン ………… 酸化力が強く、光に対して安定であるため、透明なガラスやプラスチック等の容器に貯蔵する。可燃物と混合しないように注意する。

【49】次のうち、劇物とその廃棄方法の組合せとして、適当でないものはどれか。

☐ 1．無水クロム酸 …………… 還元沈殿法
2．トルエン ………………… 希釈法
3．硝酸 ……………………… 中和法
4．エチレンオキシド ……… 活性汚泥法

【50】次のうち、濃硫酸が多量に漏えいした時の措置として、適当でないものはどれか。

☐ 1．漏えいした場所の周辺にはロープを張るなどして人の立入りを禁止する。
2．作業の際には、ゴム製の保護具を着用する。
3．漏えいした液は、土砂等でその流れを変えて、付近の河川へ排出する。
4．遠くから徐々に注水してある程度希釈した後、水酸化カルシウム等で中和する。

【51】次の毒物又は劇物の性状として、最も適当なものはどれか。

A. 硝酸銀
B. アニリン
C. 臭化銀
D. 酢酸エチル

1. 無色透明な結晶で、水に溶ける。光によって分解して黒変する。
2. 特有の臭気がある無色透明な液体で、空気に触れると赤褐色を呈する。
3. 可燃性の無色透明の液体で、果実様の芳香を発する。
4. 淡黄色粉末で、水に難溶である。シアン化カリウム水溶液に可溶である。

【52】次の毒物又は劇物の貯蔵方法として、最も適当なものはどれか。

A. ピクリン酸
B. 黄燐（りん）
C. ベタナフトール（別名：２－ナフトール）
D. 水酸化ナトリウム

1. 火気に対し安全で隔離された場所に、硫黄、ヨード、ガソリン、アルコール等と離して保管する。鉄、銅、鉛等の金属容器を使用しない。
2. 二酸化炭素と水を吸収する性質が強いため、密栓して貯蔵する。
3. 空気や光線に触れると赤変するため、遮光して保管する。
4. 空気に触れると発火しやすいので、水中に沈めて瓶に入れ、さらに砂を入れた缶中に固定して、冷暗所に貯蔵する。

【53】次の毒物又は劇物の毒性として、最も適当なものはどれか。

A. メタノール
B. セレン
C. 蓚（しゅう）酸
D. 硫酸タリウム

1. 疝（せん）痛、嘔吐、振戦、麻痺等の症状に伴い、次第に呼吸困難となり、虚脱症状となる。
2. 急性中毒症状は、胃腸障害、神経過敏症、くしゃみ、肺炎等があり、慢性中毒症状は、著しい蒼白、息のニンニク臭、指、歯、毛髪等を赤くする等がある。
3. 濃厚な蒸気を吸入すると、酩酊（めいてい）、頭痛、眼のかすみ等の症状を呈し、さらに高濃度の場合は、昏睡を起こし、失明することがある。
4. 血液中のカルシウム分を奪い、神経系を侵す。急性中毒症状は、胃痛、嘔吐、口腔・咽喉の炎症、腎障害がある。

【54】次の毒物又は劇物の廃棄方法等として、最も適当なものはどれか。

☐ A. 塩化水素

☐ B. シアン化カリウム

☐ C. 一酸化鉛

☐ D. クロロホルム

1. セメントを用いて固化し、溶出試験を行い、溶出量が判定基準以下であることを確認して埋立処分する。
2. 過剰の可燃性溶剤又は重油等の燃料とともに、アフターバーナー及びスクラバーを備えた焼却炉の火室へ噴霧してできるだけ高温で焼却する。
3. 徐々に石灰乳などの攪拌溶液に加え中和させた後、多量の水で希釈して処理する。
4. 水酸化ナトリウム水溶液を加えてアルカリ性（pH11以上）とし、次亜塩素酸ナトリウム水溶液を加えて酸化分解した後、硫酸を加えて中和し、多量の水で希釈して処理する。

【55】次の毒物又は劇物の鑑識法として、最も適当なものはどれか。

☐ A. 四塩化炭素

☐ B. 無水硫酸銅

☐ C. 弗化水素酸

☐ D. スルホナール

1. ガラス板に塗ると、塗った部分は腐食される。
2. 水を加えると青くなる。水溶液に硝酸バリウムを加えると、白色の沈殿を生成する。
3. アルコール性の水酸化カリウムと銅粉とともに煮沸すると、黄赤色の沈殿を生成する。
4. 木炭とともに加熱すると、メルカプタンの臭気を放つ。

▶▶正解＆解説

【1】4

〔解説〕取締法第１条（取締法の目的)。

【2】1

〔解説〕取締法第２条（定義）第３項。

【3】1

〔解説〕取締法第３条（毒物劇物の禁止規定）第１項。

2．薬局の開設許可とは別に、毒物又は劇物の販売業の登録を受けなければ、毒物又は劇物を販売することはできない。取締法第３条（毒物劇物の禁止規定）第３項。

3．毒物又は劇物を販売又は授与の目的以外で輸入する場合は、毒物又は劇物の輸入業の登録は必要ない。取締法第３条（毒物劇物の禁止規定）第２項。

4．製造業又は輸入業の登録を受けた者は販売業の登録を受けなくても、毒物劇物営業者に対して毒物又は劇物を販売することができる。取締法第３条（毒物劇物の禁止規定）第３項。

【4】3

〔解説〕ア．取締法第３条の２（特定毒物の禁止規定）第１項。

イ．特定毒物研究者は、毒物劇物営業者から特定毒物を譲り受けることも、譲り渡すこともできる。取締法第３条の２（特定毒物の禁止規定）第６項。

ウ．取締法第10条（届出）第２項第２号、施行規則第10条の３（特定毒物研究者の届出事項）第２号。

【5】2

〔解説〕毒物又は劇物の販売業の登録は、店舗ごとに、その所在地の都道府県知事の登録を受けなければならない。取締法第４条（営業の登録）第２項。

1．取締法第４条（営業の登録）第１項。

3．取締法第４条（営業の登録）第３項。

4．施行令第35条（登録票又は許可証の書換え交付）第１項。

【6】3

〔解説〕ア．施行規則第４条の４（製造所等の設備）第１項第２号イ。

イ．録画機器等を設置している場合でも、毒物又は劇物を陳列する場所には必ずかぎをかける設備が必要である。施行規則第４条の４（製造所等の設備）第１項第３号。

ウ．施行規則第４条の４（製造所等の設備）第１項第４号。

【7】1

〔解説〕取締法第７条（毒物劇物取扱責任者）第３項。

２．毒物劇物取扱責任者になることができるのは、①薬剤師、②応用化学に関する学課を修了した者、③試験に合格した者であり、実務経験は資格要件ではない。取締法第８条（毒物劇物取扱責任者の資格）第１項第１～３号。

３．「基礎科学」⇒「応用化学」。取締法第８条（毒物劇物取扱責任者の資格）第１項第２号。

４．毒物劇物取扱者試験に合格した者であっても、18歳未満の者は毒物劇物取扱責任者となることができない。取締法第８条（毒物劇物取扱責任者の資格）第２項第１号。

【8】3

〔解説〕登録に係る毒物又は劇物の品目以外の毒物又は劇物を新たに追加する場合、あらかじめ登録の変更を受けなければならない。取締法第９条（登録の変更）第１項。

１．取締法第10条（届出）第１項第１号。

２．取締法第10条（届出）第１項第２号。

４．取締法第10条（届出）第１項第４号。

【9】4

〔解説〕ただし、毒物又は劇物の直接の容器又は直接の被包を開いて、毒物又は劇物を販売又は授与する場合は、毒物劇物取扱責任者の氏名の表示が必要となる。施行規則第11条の６（取扱及び使用上特に必要な表示事項）第４号。

１．取締法第12条（毒物又は劇物の表示）第２項第１号。

２．取締法第12条（毒物又は劇物の表示）第２項第２号。

３．取締法第12条（毒物又は劇物の表示）第２項第４号、施行規則第11条の６（取扱及び使用上特に必要な表示事項）第１号。

【10】4

〔解説〕取締法第12条（毒物又は劇物の表示）第３項。

【11】1

〔解説〕取締法第13条（農業用の劇物）、施行令第39条（着色すべき農業用劇物）第１号。政令で定められているものとして、硫酸（りゅう）タリウムを含有する製剤たる劇物のほか、燐（りん）化亜鉛を含有する製剤たる劇物がある。

【12】2

〔解説〕取締法第13条の２（一般消費者用の劇物）、施行令第39条の２（劇物たる家庭用品）、別表第１。

【13】1

〔解説〕取締法第14条（毒物又は劇物の譲渡手続）第１項第１～３号。

【14】3

〔解説〕取締法第15条（毒物又は劇物の交付の制限等）第２項、取締法第３条の４（爆発性がある毒物劇物の所持禁止）、施行令第32条の３（発火性又は爆発性のある劇物）。ナトリウムのほか、亜塩素酸ナトリウム及びこれを含有する製剤（亜塩素酸ナトリウム30％以上を含有するものに限る）、塩素酸塩類及びこれを含有する製剤（塩素酸塩類35％以上を含有するものに限る）、ピクリン酸が規定されている。

【15】2

〔解説〕施行規則第13条の10（情報の提供の詳細）第１号。

【16】3

〔解説〕取締法第17条（事故の際の措置）第２項。

【17】2

〔解説〕取締法第21条（登録が失効した場合等の措置）第１項。

【18】4

〔解説〕取締法第22条（業務上取扱者の届出等）第５項、施行規則第18条の２（法第22条第５項に規定する厚生労働省令で定める毒物及び劇物）第１項。

【19】4

〔解説〕ア.「１人分」⇒「２人分以上」。施行令第40条の５（運搬方法）第２項第３号。

イ. 車両には、0.3m平方の板に地を黒色、文字を白色として「毒」と表示した標識を、車両の前後の見やすい箇所に掲げなければならない。施行令第40条の５（運搬方法）第２項第２号、施行規則第13条の５（毒物又は劇物を運搬する車両に掲げる標識）。

ウ. 運転者１名による運転時間が１日当たり９時間を超える場合は、交替して運転する者を同乗させなければならない。施行令第40条の５（運搬方法）第２項第１号、施行規則第13条の４（交替して運転する者の同乗）第１号。

【20】3

〔解説〕ア.「50日経過後」⇒「30日以内」。取締法第22条（業務上取扱者の届出等）第１項。

イ. 取締法第22条（業務上取扱者の届出等）第４項、取締法第11条（毒物又は劇物の取扱い）第２項。

ウ. 毒物劇物の容器には、飲食物の容器として通常使用される物を使用してはならない。取締法第22条（業務上取扱者の届出等）第５項、取締法第11条（毒物又は劇物の取扱い）第４項。

【21】1

〔解説〕水素^{1}Hと重水素^{2}Hは、原子番号が同じで質量数の異なる原子の同位体（アイソトープ）である。

2～4．同素体とは、同一元素からなるが性質が異なる単体をいう。酸素O_2とオゾンO_3、斜方硫黄とゴム状硫黄は硫黄Sの、ダイヤモンドとフラーレンは炭素Cの、それぞれ同素体である。

【22】3

〔解説〕化学変化とは、ある物質から別の物質が生じる変化のことをいう。また、物質そのものは変化せず、物質の状態だけが変わる変化を状態変化（物理変化）という。

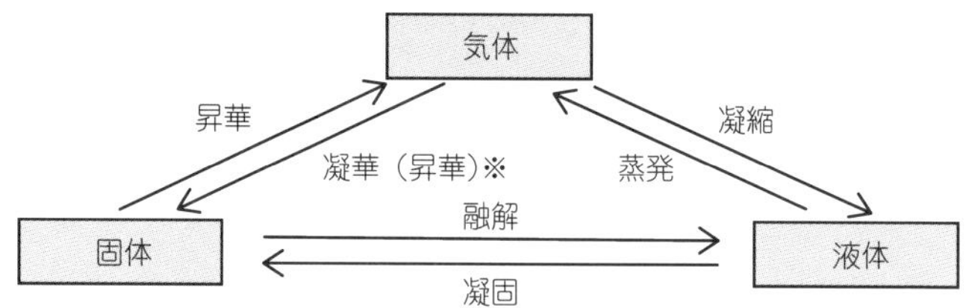

※これまでは「固体から気体への変化」と「気体から固体への変化」は、どちらも「昇華」とされていたが、日本化学会の提案や学習指導要領の改訂により、気体から固体への変化を『凝華（ぎょうか）』とするように変更されている場合がある。本書では今後の出題表記が変更されることを考慮して、新旧表記いずれも併記する。

【23】4

〔解説〕$^{40}_{18}Ar$の「40」は質量数、「18」は原子番号をあらわす。原子番号は陽子の数と等しく、質量数は陽子の数と中性子の数の和をいう。従って、質量数40から陽子の数18を引くと、中性子の数が22だということがわかる。

1．「原子番号」⇒「質量数」。

2．中性子は電荷をもたない。

3．「電子」⇒「中性子」。

【24】2

〔解説〕周期表の1族の元素のうち、水素Hを除いたものをアルカリ金属という。

※日本化学会の提案や学習指導要領の改訂により、希ガスが『貴ガス』という表記に変更されている場合がある。本書では今後の出題表記が変更されることを考慮し、「貴ガス」については新旧表記をいずれも併記する。

【25】3

〔解説〕炎色反応は次のとおり。赤色…リチウムLi、黄色…ナトリウムNa、青緑色…銅Cu、赤紫色…カリウムK。

【26】4

〔解説〕1．黒鉛C ……… 共有結合の結晶。

2．アルミニウムAl ……… 金属結晶。

3．ドライアイスCO_2 ……… 分子結晶。

【27】3

〔解説〕化学反応式より、アルミニウム（Al）2molあたり水素（H）3molが発生する。

設問より、アルミニウムのモル質量が27.0g/mol、標準状態での気体1molの体積は22.4Lとすることから、アルミニウム54.0gあたり水素は67.2L発生することがわかる。

求めるアルミニウムの質量をxとすると、54.0：67.2＝x：1.40

⇒　$67.2x=75.6$　⇒　$x=1.125$g

【28】4

〔解説〕1．選択肢の内容は、アレーニウスの酸・塩基の定義における「酸」の説明である。

2．選択肢の内容は、アレーニウスの酸・塩基の定義における「塩基」の説明である。

3．選択肢の内容は、ブレンステッド・ローリーの酸・塩基の定義における「酸」の説明である。

【29】1

〔解説〕2．「充電」⇒「放電」。

3．「正極」⇒「負極」。化学電池は、イオン化傾向の大きな金属から小さな金属へ電子が移動することで、電流が流れる仕組みである。亜鉛と銅の場合、亜鉛の方がイオン化傾向が大きいため、亜鉛板が電子を放出する。電子を放出する＝導線に向かって電子が流れ出ることから、亜鉛板は負極となる。

4．「一次電池」⇒「二次電池」。二次電池は起電力を回復することで繰り返し使用することのできる電池をいう。

【30】1

〔解説〕ア．塩化ナトリウムNaClはイオン結晶であり極性をもたないため、水中で電離して水和し極性のある水H_2Oによく溶けるが、極性のないヘキサンC_6H_{14}には溶けにくい。

ウ．スクロース$C_{12}H_{22}O_{11}$は水溶液（純溶媒に溶質が溶けている）であるため、純溶媒である純水よりも沸点が高くなる（沸点上昇）。

【31】4

〔解説〕「透析」⇒「電気泳動」。透析とは、コロイド粒子が半透膜を通過できないことを利用して、コロイド溶液から不純物を除くことをいう。

【32】3

〔解説〕電離度は、電解質のうち電離しているものの割合を示す。電離度が１である場合、水に溶解した電解質のうちの全てが電離していることになる。

水酸化ナトリウム水溶液中の水酸化物イオン濃度［OH^-］は、

$1 \times 0.001 mol/L = 1.0 \times 10^{-3} mol/L$

水のイオン積［H^+］［OH^-］$=1.0 \times 10^{-14} (mol/L)^2$より、水素イオン濃度は、

$$[H^+] = \frac{1.0 \times 10^{-14} (mol/L)^2}{1.0 \times 10^{-3} mol/L} = 1.0 \times 10^{-11} mol/L \quad \Rightarrow pH = 11となる。$$

【33】3

〔解説〕熱量は次の式から求める。

熱量（J）＝比熱（J/(g・K)）×物質の質量（g）×温度変化（K）

それぞれの数値を代入する。

熱量（J）＝4.2（J/(g・K)）×100（g）×（40－10）（K）

　　　　＝12600J

１J＝0.001kJであることから、12600J×0.001＝12.6kJである。

【34】2

〔解説〕触媒は、活性化エネルギーを小さくするが、反応熱は変化しない。

【35】1

〔解説〕塩基性酸化物とは、水と反応して塩基を生じたり、酸と反応して塩を生じる金属元素の酸化物をいう。酸化ナトリウムNa_2Oは、水と反応させると水酸化ナトリウム$NaOH$を生じ、塩酸と反応させると塩化ナトリウム$NaCl$を生じる。

$Na_2O + H_2O \longrightarrow 2NaOH$

$Na_2O + 2HCl \longrightarrow 2NaCl + H_2O$

２～４．いずれも水と反応して酸を生じたり、塩基と反応して塩を生じる酸性酸化物である。

【36】3

〔解説〕ア．窒素N_2は、空気中に体積比で約78％存在している。

イ．$3Cu + 8HNO_3 \longrightarrow 3Cu(NO_3)_2 + 2NO + 4H_2O$

【37】3

〔解説〕鉄（Ⅱ）イオン（Fe^{2+}）……………淡緑色。

１．鉛（Ⅱ）イオン（Pb^{2+}）………無色。

２．銅（Ⅱ）イオン（Cu^{2+}）………青色。

４．鉄（Ⅲ）イオン（Fe^{3+}）………黄褐色。

【38】2

〔解説〕ア．構造異性体とは、分子式が同じでも炭素原子の結合の順序が異なる異性体をいう。エタノールとジメチルエーテルも分子式はC_2H_6Oであるが、構造式は下記のとおり。

```
   H   H              H       H
   |   |              |       |
H－C－C－O－H      H－C－O－C－H
   |   |              |       |
   H   H              H       H
```

エタノール　　　　　　ジメチルエーテル

イ．二重結合を１個もつ鎖式のC_4H_8には３つの構造異性体があり、このうち２－ブテンには２個のメチル基が二重結合に対して同じ側にあるシス形と、反対側にあるトランス形とが存在する。

```
H3C      CH3
   \    /
    C=C
   /    \
  H      H
```

シス-2-ブテン

ウ．メタンに異性体は存在しない。

【39】4

〔解説〕ヨードホルム反応とは、アセトンやアセトアルデヒドなどにヨウ素と水酸化ナトリウム水溶液（または炭酸ナトリウム水溶液）を加えて反応させると、特有の臭気をもつヨードホルムCHI_3の黄色沈殿を生じる反応をいう。この反応が起こるのはアセチル基CH_3CO－の構造をもつケトンやアルデヒド、または酸化されるとアセチル基を生じる$CH_3CH(OH)$－の構造をもつアルコールである。酢酸$CH_3CO－OH$やメタノールにはこの反応が起きない。

【40】1

〔解説〕２．「飽和モノカルボン酸」⇒「鎖状不飽和ジカルボン酸」。

３．「テレフタル酸」⇒「フタル酸」。テレフタル酸はフタル酸のパラ体であり、脱水反応は起こらない。

４．サリチル酸を無水酢酸によりアセチル化すると、アセチルサリチル酸が得られる。

【41】1

〔解説〕濃度25%のアンモニア水400g中に含まれるアンモニアは、0.25×400g＝100g。加えるべき水の量をx gとすると、次の等式が成り立つ。

$$\frac{100\text{g}}{400\text{g}+x\text{g}}=0.2$$

$$100\text{g}=0.2\times(400\text{g}+x\text{g})$$

$$100\text{g}=80\text{g}+0.2x\text{g}$$

$$x\text{g}=(100\text{g}-80\text{g})/0.2$$

$$x\text{g}=20/0.2$$

$$=100\text{g}$$

【42】2

〔解説〕濃度2mol/Lの水溶液200mL中に含まれる、水酸化カリウムの物質量（mol）

（2mol／1000mL）×200mL＝0.4mol

濃度1.5mol/Lの水溶液300mL中に含まれる、水酸化カリウムの物質量（mol）

（1.5mol／1000mL）×300mL＝0.45mol

$$混合水溶液の濃度=\frac{0.4mol+0.45mol}{200mL+300mL}=\frac{0.85mol}{500mL}=\frac{0.85mol}{0.5L}$$

$$=1.7mol/L$$

【43】4

〔解説〕中和反応式：$H_2SO_4 + 2NaOH \longrightarrow Na_2SO_4 + 2H_2O$

硫酸（りゅう）は2価の酸、水酸化ナトリウム水溶液は1価の塩基であり、求める値を x mLとすると、次の等式が成り立つ。

（2×1.5mol／1000mL）×80mL ＝（1.2mol／1000mL）× x mL

両辺に1000をかける。

3mol×80mL＝1.2mol× x mL ⇒ x mL＝240mL／1.2mol＝200mL

【44】3

〔解説〕塩素酸ナトリウム$NaClO_3$は、強い「酸化剤」である。

【45】3

〔解説〕フェノールC_6H_5OHは「水、アルコール、エーテルに溶ける」。

【46】2

〔解説〕シアン化カリウムKCNなどのシアン化合物の解毒剤として、チオ硫酸ナトリウム、亜硝酸（しょう）アミルが用いられる。

イ．2－ピリジルアルドキシムメチオダイド（PAM）は有機燐（りん）化合物の解毒剤として用いられる。

エ．硫酸アトロピンは、有機燐化合物やカーバメート系殺虫剤、ニコチンの解毒剤として用いられる。

※以下、物質名の後に記載されている［　］は、物質を見分ける際に特徴となるキーワードを表す。

【47】3

〔解説〕アジ化ナトリウムNaN_3［医療検体の防腐剤］

1．クロルピクリン$CCl_3(NO_2)$［土壌燻蒸（くんじょう）剤］

2．パラコート$C_{12}H_{14}Cl_2N_2$［除草剤］

4．クロム酸ナトリウム$Na_2CrO_4 \cdot 10H_2O$［工業用の酸化剤］

【48】4

〔解説〕ホルマリンHCHO aq［常温で貯蔵］［光分解性があるため、直射日光を避ける］

1．ナトリウムNa［石油中に貯蔵］［冷所で雨水などの漏れがないような場所に貯蔵］

2．ブロムメチルCH_3Br［圧縮冷却して液化］［圧縮容器］

3．アクロレインCH_2＝CHCHO［火気厳禁］［非常に反応性に富む物質］［安定剤を加え、空気を遮断して貯蔵］

【49】2

〔解説〕トルエン$C_6H_5CH_3$…燃焼法。珪藻土等に吸収させて、開放型の焼却炉で少量ずつ焼却する。

【50】3

〔解説〕濃硫酸H_2SO_4が多量に漏えいした時は、漏えいした液は「土砂等でその流れを止め、土砂等に吸着」させ、「高濃度の廃液が河川に排出されない」よう注意する。

【51】A…1　B…2　C…4　D…3

〔解説〕A．硝酸銀$AgNO_3$［無色透明な結晶］［光によって分解して黒変］

B．アニリン$C_6H_5NH_2$［特有の臭気がある無色透明な液体］［空気に触れると赤褐色］

C．臭化銀AgBr［淡黄色粉末で、水に難溶］［シアン化カリウム水溶液に可溶］

D．酢酸エチル$CH_3COOC_2H_5$［可燃性の無色透明の液体］［果実様の芳香］

【52】A…1　B…4　C…3　D…2

〔解説〕A．ピクリン酸$C_6H_2(OH)(NO_2)_3$［硫黄、ヨード、ガソリン、アルコール等と離して保管］［鉄、銅、鉛等の金属容器を使用しない］

B．黄燐P_4［空気に触れると発火］［水中に沈めて瓶に入れ、さらに砂を入れた缶中に固定］

C．ベタナフトール$C_{10}H_7OH$［空気や光線に触れると赤変］

D．水酸化ナトリウムNaOH［二酸化炭素と水を吸収する性質が強い］［密栓して貯蔵］

【53】A…3　B…2　C…4　D…1

〔解説〕A．メタノールCH_3OH［高濃度の場合は、昏睡を起こし、失明］

B．セレンSe［息のニンニク臭］［毛髪等を赤くする］

C．蓚酸$(COOH)_2 \cdot 2H_2O$［血液中のカルシウム分を奪う］

D．硫酸タリウムTl_2SO_4［呼吸困難］［虚脱症状］

【54】A…3　B…4　C…1　D…2

〔解説〕A．塩化水素HCl…中和法。

B．シアン化カリウムKCN…酸化法。

C．一酸化鉛(なまり)PbO…固化隔離法。

D．クロロホルム$CHCl_3$…燃焼法。

【55】A…3　B…2　C…1　D…4

〔解説〕A．四塩化炭素CCl_4〔水酸化カリウムと銅粉とともに煮沸〕〔黄赤色の沈殿〕

B．無水硫(りゅう)酸銅$CuSO_4$〔水を加えると青くなる〕

C．弗(ふっ)化水素酸HF aq〔ガラス板に塗ると、塗った部分は腐食〕

D．スルホナール$C_7H_{16}O_4S_2$〔木炭とともに加熱〕〔メルカプタンの臭気〕

令和3年度　愛知

6 令和4年度（2022年） 静岡県

〔毒物及び劇物に関する法規〕

【1】次は、毒物及び劇物取締法第１条について述べたものであるが、（　）内に入る語句の組合せとして、正しいものはどれか。

この法律は、毒物及び劇物について、（ア）上の見地から必要な（イ）を行うことを目的とする。

	ア	イ
1．	公衆衛生	規制
2．	保健衛生	規制
3．	公衆衛生	取締
4．	保健衛生	取締

【2】次のうち、特定毒物について述べたものとして、誤っているものはどれか。

1．毒物劇物営業者、特定毒物研究者又は特定毒物使用者でなければ、特定毒物を所持してはならない。

2．毒物若しくは劇物の輸入業者又は特定毒物使用者でなければ、特定毒物を輸入してはならない。

3．特定毒物研究者は、特定毒物を学術研究以外の用途に供してはならない。

4．毒物劇物営業者又は特定毒物研究者は、特定毒物使用者に対し、その者が使用することができる特定毒物以外の特定毒物を譲り渡してはならない。

【3】次のＡからＤのうち、毒物及び劇物取締法第３条の４において、業務その他正当な理由による場合を除いては、所持してはならないと規定されている、発火性又は爆発性のある劇物として、正しいものはいくつあるか。

Ａ．ヒドロキシルアミン

Ｂ．カリウム

Ｃ．ナトリウム

Ｄ．亜塩素酸ナトリウム25％を含有する製剤

1．１つ　　2．２つ

3．３つ　　4．４つ

【4】次のうち、毒物劇物営業者について述べたものとして、正しいものの組合せはどれか。

ア．18歳未満の者は、毒物劇物取扱責任者となることができない。

イ．乙種危険物取扱者は、毒物劇物取扱者試験に合格していなくても、毒物劇物取扱責任者となることができる。

ウ．毒物劇物営業者は、自ら毒物劇物取扱責任者として毒物又は劇物による保健衛生上の危害の防止に当たることはできない。

エ．農業用品目毒物劇物取扱者試験に合格した者は、毒物及び劇物取締法第４条の３第１項の厚生労働省令で定める毒物又は劇物のみを取り扱う輸入業の営業所において、毒物劇物取扱責任者となることができる。

☐ １．ア、イ　　２．イ、ウ　　３．ウ、エ　　４．ア、エ

【5】次のＡからＤのうち、毒物又は劇物の製造業の登録を受けた者が30日以内に、その製造所の所在地の都道府県知事に届け出なければならない事由として、正しいものはいくつあるか。

Ａ．毒物又は劇物を製造し、貯蔵し、又は運搬する設備の重要な部分を変更したとき。

Ｂ．登録を受けた毒物又は劇物以外の毒物又は劇物を製造したとき。

Ｃ．製造所の名称を変更したとき。

Ｄ．登録に係る毒物又は劇物の品目の製造を廃止したとき。

☐ １．１つ　　２．２つ　　３．３つ　　４．４つ

【6】次は、毒物及び劇物取締法で定める毒物又は劇物の表示について述べたものであるが、（　）内に入る語句の組合せとして、正しいものはどれか。

毒物劇物営業者及び特定毒物研究者は、劇物の容器及び被包に、「医薬用外」の文字及び（ア）地に（イ）色をもって「劇物」の文字を表示しなければならない。

毒物劇物営業者は、（ウ）及びこれを含有する製剤たる毒物又は劇物の容器及び被包に、毒物又は劇物の名称並びにその成分及びその含量並びに厚生労働省令で定めるその解毒剤の名称を表示しなければ、それを販売し、又は授与してはならない。

	ア	イ	ウ
☐ １．	白	赤	有機燐（りん）化合物
２．	白	赤	有機弗（ふっ）素化合物
３．	赤	白	有機弗（ふっ）素化合物
４．	赤	白	有機燐（りん）化合物

【7】次のAからDのうち、毒物及び劇物取締法第14条の規定により、毒物劇物営業者が毒物又は劇物を毒物劇物営業者以外の者に販売し、又は授与するときに、譲受人から提出を受ける書面に記載されていなければならない事項として、正しいものはいくつあるか。

A．譲受人の氏名

B．販売又は授与の年月日

C．譲受人の職業

D．毒物又は劇物の名称及び数量

☐ 1．1つ　2．2つ　3．3つ　4．4つ

【8】次のうち、毒物及び劇物取締法第15条に規定する毒物又は劇物の交付の制限等について述べたものとして、正しいものの組合せはどれか。

ア．毒物劇物営業者は、麻薬、大麻、あへん又は覚せい剤の中毒者に、毒物又は劇物を交付してはならない。

イ．毒物劇物営業者は、20歳未満の者に、毒物又は劇物を交付してはならない。

ウ．毒物劇物営業者は、引火性、発火性又は爆発性のある毒物又は劇物であって政令で定めるものの交付を受ける者の確認に関する事項を記載した帳簿を、最終の記載をした日から3年間、保存しなければならない。

エ．毒物劇物営業者は、厚生労働省令の定めるところにより、その交付を受ける者の氏名及び住所を確認した後でなければ、引火性、発火性又は爆発性のある毒物又は劇物であって政令で定めるものを交付してはならない。

☐ 1．ア、イ　2．イ、ウ
3．ウ、エ　4．ア、エ

【9】次は、毒物及び劇物取締法第17条に規定する毒物又は劇物の盗難又は紛失の際の措置について述べたものであるが、（　）内に入る語句の組合せとして、正しいものはどれか。

毒物劇物営業者及び（ア）は、その取扱いに係る毒物又は劇物が盗難にあい、又は紛失したときは、（イ）、その旨を（ウ）に届け出なければならない。

	ア	イ	ウ
☐ 1．	特定毒物使用者	直ちに	警察署又は保健所
2．	特定毒物使用者	7日以内に	警察署
3．	特定毒物研究者	直ちに	警察署
4．	特定毒物研究者	7日以内に	警察署又は保健所

【10】次のうち、毒物及び劇物取締法第22条第１項の規定により、その事業場の所在地の都道府県知事（その事業場の所在地が保健所を設置する市又は特別区の区域にある場合においては、市長又は区長。）に業務上取扱者の届出をしなければならない者として、正しいものはどれか。

1．内容積が1,000ℓの容器を大型自動車に積載して、アクロレインを運送する事業者
2．内容積が100ℓの容器を大型自動車に積載して、四アルキル鉛を含有する製剤を運送する事業者
3．発煙硫酸を使用して金属熱処理を行う事業者
4．モノフルオール酢酸アミドを含有する製剤を使用して、害虫の防除を行う事業者

〔基礎化学〕

【11】次のうち、化合物の名称とその化学式の組合せとして、誤っているものはどれか。

	名称	化学式
1．	トリクロル酢酸	CCl_3COOH
2．	ニトロベンゼン	$C_6H_5NO_2$
3．	フェノール	$C_6H_5CH_3$
4．	アクリル酸	$CH_2CHCOOH$

【12】次のうち、アセトニトリルの分子量として、正しいものはどれか。ただし、原子量を、H＝1、C＝12、N＝14、O＝16とする。

1．32　　2．41
3．46　　4．60

【13】次のうち、金属元素をイオン化傾向の大きい順に並べたものとして、正しいものはどれか。

大　　　　　　小
1．Na ＞ Sn ＞ Al ＞ Pt
2．Mg ＞ Ca ＞ Pb ＞ Au
3．K ＞ Fe ＞ Cu ＞ Pt
4．Li ＞ Ca ＞ Ag ＞ Pb

【14】次のうち、0.05mol/Lのアンモニア水のpHとして、正しいものはどれか。ただし、アンモニア水の電離度は0.02、水溶液の温度は25℃とする。

□ 1．5　　2．7
3．9　　4．11

【15】35%の食塩水250gに水を加えたら、25%の食塩水ができた。次のうち、加えた水の量として、正しいものはどれか。

□ 1．50g　　2．100g
3．150g　　4．200g

〔実地（性質・貯蔵・取扱い方法等）〕

【16】次のAからDのうち、特定毒物に該当するものはいくつあるか。

A．シアン化水素
B．燐（りん）化アルミニウムとその分解促進剤とを含有する製剤
C．四アルキル鉛
D．無水クロム酸

□ 1．1つ　　2．2つ
3．3つ　　4．4つ

【17】次のうち、塩化水素について述べたものとして、正しいものの組合せはどれか。

ア．常温、常圧下においては、無色の刺激臭を有する気体である。
イ．湿った空気中で、激しく発煙する。
ウ．メタノール、エタノール、エーテルには不溶である。
エ．塩化水素と硫酸とを合わせて10%を含有する製剤は、劇物である。

□ 1．ア、イ　　2．イ、ウ
3．ウ、エ　　4．ア、エ

【18】次のうち、毒物又は劇物の貯蔵方法について述べたものとして、誤っているものはどれか。

☐ 1．ブロムメチルは、常温では気体なので、圧縮冷却して液化し、圧縮容器に入れ、直射日光その他、温度上昇の原因を避けて、冷暗所に貯蔵する。
2．水酸化カリウムは、二酸化炭素と水を吸収するため、密栓して貯蔵する。
3．二硫化炭素は、反応性に富むため、安定剤を加え、空気を遮断して貯蔵する。
4．三酸化二砒(ひ)素は、少量ならばガラス瓶に密栓し、大量ならば木樽に入れて貯蔵する。

【19】次のうち、毒物又は劇物とその主な用途の組合せとして、最も適当なものはどれか。

	名称	主な用途
☐ 1．	クレゾール	木材の防腐剤
2．	弗(ふっ)化水素酸	顔料
3．	硫化カドミウム	漂白剤
4．	過酸化水素水	ガラスのつや消し

【20】次のうち、硝酸の毒性について述べたものとして、最も適当なものはどれか。

☐ 1．原形質毒であり、脳の節細胞を麻酔させ、赤血球を溶解する。吸収すると、はじめは嘔吐、瞳孔の縮小、運動性不安が現れ、脳及びその他の神経細胞を麻酔させる。筋肉の張力は失われ、反射機能は消失し、瞳孔は散大する。
2．蒸気の吸入により頭痛、食欲不振などがみられる。大量の場合、緩和な大赤血球性貧血をきたす。
3．嘔吐、めまい、胃腸障害、腹痛、下痢又は便秘などを起こし、運動失調、麻痺(ひ)、腎臓炎、尿量減退、尿が赤色を呈するポルフィリン尿として現れる。
4．蒸気は眼、呼吸器などの粘膜及び皮膚に強い刺激性を有する。高濃度のものが皮膚に触れると、気体を生成して、組織ははじめ白く、次第に深黄色となる。

【21】次のうち、アンモニアについて述べたものとして、誤っているものはどれか。

☐ 1．アンモニアガスは空気よりも軽い。
2．湿ったリトマス紙を赤色にする。
3．酸素の中では黄色の炎をあげて燃焼する。
4．常温、常圧下では、特有の刺激臭のある無色の気体である。

【22】次は、硫酸の廃棄方法について述べたものであるが、（　）内に入る語句の組合せとして、正しいものはどれか。

（ア）の攪拌（かくはん）溶液に徐々に加え中和させた後、多量の水で希釈する。中和により、（イ）が生成する。

	ア	イ
☐ 1．	生石灰	硫酸カルシウム
2．	消石灰	硫酸カルシウム
3．	消石灰	硫化カルシウム
4．	生石灰	硫化カルシウム

【23】10％の水酸化ナトリウム水溶液800gを20％の硫酸で中和するために必要な硫酸の量として、正しいものはどれか。ただし、水酸化ナトリウムの分子量を40、硫酸の分子量を98とする。

☐ 1．200g　　2．400g
3．490g　　4．980g

【24】次のうち、毒物又は劇物の性状について述べたものとして、正しいものの組合せはどれか。

ア．ぎ酸は、無色の刺激臭の強い液体で、強い酸化性をもつ。
イ．硫酸亜鉛七水和物は、白色結晶で、水及びグリセリンに可溶である。
ウ．クロルピクリンは、純品は無色の油状体であり、催涙性と強い粘膜刺激臭を有する。
エ．アクリルニトリルは、無臭又は微刺激臭のある無色透明の液体で、引火点が低く、爆発の危険性は低い。

☐ 1．ア、イ　　2．イ、ウ
3．ウ、エ　　4．ア、エ

【25】次のAからDのうち、黄燐について述べたものとして、正しいものはどれか。

A．白色又は淡黄色のロウ様半透明の結晶性固体である。

B．水に不溶で、ベンゼン、二硫化炭素に可溶である。

C．空気中では非常に還元されやすく、放置すると常温で発火して無水燐酸となる。

D．水酸化カリウムと熱すると、ホスフィンを発生する。

1．1つ　　2．2つ
3．3つ　　4．4つ

【26】次のうち、フェノールについて述べたものとして、誤っているものはどれか。

1．無色の針状結晶あるいは白色の放射状結晶塊である。
2．特異の臭気を有し、空気中で赤変する。
3．水に可溶で、アルコール、エーテル、クロロホルムに易溶である。
4．容易に燃焼し、青色の炎をあげる。

【27】次は、ある物質の特徴について述べたものであるが、物質名として正しいものはどれか。

刺激性の臭気を放って揮発する赤褐色の重い液体である。引火性、燃焼性はないが、強い腐食作用を有し、濃塩酸と反応すると高熱を発し、また、乾草や繊維類のような有機物と接触すると、火を発する。

1．臭素　　2．セレン化鉄
3．ホルマリン　　4．メチルエチルケトン

【28】次のうち、スルホナールの識別方法について述べたものとして、最も適当なものはどれか。

1．水酸化ナトリウム溶液を加えて加熱すると、クロロホルムの臭気を放つ。
2．ホルマリン1滴を加えた後、濃硝酸1滴を加えるとばら色を呈する。
3．硝酸銀溶液を加えると、白い沈殿を生じる。
4．木炭とともに加熱すると、メルカプタンの臭気を放つ。

【29】次のうち、硅弗化ナトリウムの廃棄方法について述べたものとして、最も適当なものはどれか。

☐ 1．木粉に混ぜて、スクラバーを備えた焼却炉で焼却する。
2．水酸化ナトリウム水溶液でアルカリ性とし、高温加圧下で加水分解する。
3．水に溶かし、水酸化カルシウム水溶液を加えて処理した後、希硫酸を加えて中和し、沈殿ろ過して埋立処分する。
4．徐々に石灰乳の攪拌溶液に加え中和させた後、多量の水で希釈して処理する。

【30】次のうち、有機燐化合物による中毒の解毒に用いられるものとして、正しいものはどれか。

☐ 1．2－ピリジルアルドキシムメチオダイド（別名：PAM）
2．アセトアミド
3．亜硝酸ナトリウム
4．カルシウム剤

▶▶正解＆解説

【1】4

〔解説〕取締法第１条（取締法の目的）。

【2】2

〔解説〕「特定毒物使用者」⇒「特定毒物研究者」。取締法第３条の２（特定毒物の禁止規定）第２項。

1．取締法第３条の２（特定毒物の禁止規定）第10項。

3．取締法第３条の２（特定毒物の禁止規定）第４項。

4．取締法第３条の２（特定毒物の禁止規定）第８項。

【3】1

〔解説〕取締法第３条の４（爆発性がある毒物劇物の所持禁止）、施行令第32条の３（発火性又は爆発性のある劇物）。

A＆B．誤り。ヒドロキシルアミンとカリウムは規定されていない。

C．正しい。ナトリウムのほか、ピクリン酸、亜塩素酸ナトリウム及びこれを含有する製剤（亜塩素酸ナトリウム30％以上を含有するものに限る）、塩素酸塩類及びこれを含有する製剤（塩素酸塩類35％以上を含有するものに限る）が規定されている。

D．誤り。亜塩素酸ナトリウムを30％以上含有する製剤であれば該当するが、25％含有する製剤は該当しない。

【4】4

〔解説〕ア．取締法第８条（毒物劇物取扱責任者の資格）第２項第１号。

イ．毒物劇物取扱責任者になることができるのは、①薬剤師、②応用化学に関する学課を修了した者、③試験に合格した者であり、乙種危険物取扱者であるだけでは毒物劇物取扱責任者になれない。取締法第８条（毒物劇物取扱責任者の資格）第１項第１～３号。

ウ．毒物劇物営業者は、自らが毒物劇物取扱責任者として、毒物又は劇物による保健衛生上の危害の防止に当たることができる。取締法第７条（毒物劇物取扱責任者）第１項。

エ．取締法第８条（毒物劇物取扱責任者の種類）第４項。

【5】3

〔解説〕A．正しい。取締法第10条（届出）第１項第２号。

B．誤り。登録を受けた毒物又は劇物以外のものを製造しようとするときは、あらかじめ、登録の変更を受けなければならない。取締法第９条（登録の変更）第１項。

C＆D．正しい。取締法第10条（届出）第１項第３号、施行規則第10条の２（営業者の届出事項）第１～２号。

【6】1

〔解説〕取締法第12条（毒物又は劇物の表示）第１項、第２項各号、施行規則第11条の５（解毒剤に関する表示）。

【7】4

〔解説〕A～D．すべて正しい。取締法第14条（毒物又は劇物の譲渡手続）第１項第１～３号。

【8】4

〔解説〕ア．取締法第15条（毒物又は劇物の交付の制限等）第１項第３号。

イ．「20歳未満の者」⇒「18歳未満の者」。取締法第15条（毒物又は劇物の交付の制限等）第１項第１号。

ウ．「３年間保存」⇒「５年間保存」。取締法第15条（毒物又は劇物の交付の制限等）第４項。

エ．取締法第15条（毒物又は劇物の交付の制限等）第２項、取締法第３条の４（爆発性がある毒物劇物の所持禁止）。

【9】3

〔解説〕取締法第17条（事故の際の措置）第２項。

【10】1

〔解説〕取締法第22条（業務上取扱者の届出等）第１項、施行令第41条（業務上取扱者の届出）第３号、第42条第２号、別表第２。

２～４．いずれも業務上取扱者の届出を要する事業に該当しない。

【11】3

〔解説〕フェノール…C_6H_5OH。$C_6H_5CH_3$はトルエンの化学式である。

【12】2

〔解説〕アセトニトリル…CH_3CN。設問より、分子量は次のとおり。

12＋（１×３）＋12＋14 ＝ 12＋３＋12＋14 ＝ 41

【13】3

〔解説〕イオン化傾向の大きい順に並べると、リチウムLi ＞ カリウムK ＞ カルシウムCa ＞ ナトリウムNa ＞ マグネシウムMg ＞ アルミニウムAl ＞ 鉄Fe ＞ スズSn ＞ 鉛Pb ＞ 銅Cu ＞ 銀Ag ＞ 白金Pt ＞ 金Au となる。

従って正しいものは「３」である。

【14】4

〔解説〕電離度とは、電解質のうち電離しているものの割合を示し、電離度が１の場合は水に溶解した電解質のうちの全てが電離していることになる。

アンモニア水溶液中の水酸化物イオン濃度［OH^-］は電離度0.02より、

$0.02 \times 0.05\text{mol/L} = 0.001 = 1.0 \times 10^{-3}\text{mol/L}$

水のイオン積［H^+］［OH^-］$=1.0\times10^{-14}$ (mol/L)^{2}より、水素イオン濃度は、

$$[H^+] = \frac{1.0\times10^{-14}\,(\text{mol/L})^2}{1.0\times10^{-3}\text{mol/L}} = 1.0\times10^{-11}\text{mol/L} \quad \Rightarrow \text{pH11となる。}$$

【15】2

〔解説〕濃度35％の食塩水250g中に含まれる食塩は、0.35×250g＝87.5g。加えるべき水の量を x gとすると、次の等式が成り立つ。

$$\frac{87.5\text{g}}{250\text{g}+x\text{g}} = 0.25 \Rightarrow 87.5\text{g} = 0.25\times(250\text{g}+x\text{g})$$
$$= 62.5\text{g} + 0.25x\text{g}$$
$$x\text{g} = (87.5\text{g} - 62.5\text{g})/0.25$$
$$= 25/0.25 = 100\text{g}$$

【16】2

〔解説〕A．シアン化水素HCN…毒物。

B＆C．燐(りん)化アルミニウムとその分解促進剤とを含有する製剤、四アルキル鉛(なまり) PbR_4…特定毒物。

C．無水クロム CrO_3…劇物。

※以下、物質名の後に記載されている［　］は、物質を見分ける際に特徴となるキーワードを表す。

【17】1

〔解説〕塩化水素HCl［無臭の刺激臭を有する気体］［湿った空気中で激しく発煙］

ウ．メタノール、エタノール、エーテルには易溶である。

エ．塩化水素と硫酸とを合わせて10％を含有する製剤は、劇物から除外される。

【18】3

〔解説〕二硫(りゅう)化炭素 CS_2［揮発性、引火性が極めて強い］［蒸留水を混ぜておく］

選択肢の内容はアクロレイン CH_2＝CHCHOの貯蔵方法である。

1．ブロムメチル（臭化メチル）CH_3Br［圧縮冷却して液化］［圧縮容器］［冷暗所に貯蔵］

2．水酸化カリウムKOH［二酸化炭素と水を吸収］［密栓して貯蔵］

4．三酸化二砒(ひ)素 As_2O_3［少量ならばガラス瓶に密栓］［大量ならば木樽］

【19】1

〔解説〕クレゾール $C_6H_4(OH)CH_3$…木材の防腐剤。

2．弗(ふっ)化水素酸HF aq…ガラスのつや消し。

3．硫(りゅう)化カドミウムCdS…顔料。

4．過酸化水素水 H_2O_2 aq…漂白剤。

【20】4

〔解説〕硝酸(しょう) HNO_3［皮膚に触れると気体を生成］［組織ははじめ白く、次第に深黄色］

1．クロロホルム $CHCl_3$［原形質毒］［脳の節細胞を麻酔］［赤血球を溶解］

2．トルエン $C_6H_5CH_3$［食欲不振］［緩和な大赤血球性貧血］

3．スルホナール $C_7H_{16}O_4S_2$［尿が赤色を呈するポルフィリン尿］

【21】2

〔解説〕アンモニア NH_3 は塩基性なので、赤いリトマス紙を青色にする。

【22】2

〔解説〕硫酸 H_2SO_4…中和法。

（ア：消石灰）の撹拌(かくはん)溶液に徐々に加え中和させた後、多量の水で希釈する。

中和により、（イ：硫酸カルシウム）が生成する。

【23】3

〔解説〕中和反応式：$2NaOH + H_2SO_4 \longrightarrow Na_2SO_4 + 2H_2O$

この式より、水酸化ナトリウムが2mol（40×2＝80g）のとき、硫酸は1mol（98g）で中和するということがわかる。

10％の水酸化ナトリウム水溶液800gの中には、0.1×800＝80gの水酸化ナトリウムが含まれているため、硫酸は98gで中和する。このとき中和する20％硫酸の量を x gとすると、次のとおり。

$0.2 \times x = 98 \Rightarrow x = 490$g

【24】2

〔解説〕ア．ぎ酸 $HCOOH$ は、無色の刺激臭の強い液体で、強い還元性をもつ。

イ．硫酸亜鉛 $ZnSO_4 \cdot 7H_2O$［七水和物］［白色結晶］

ウ．クロルピクリン $CCl_3(NO_2)$［純品は無色の油状体］［催涙性］［強い粘膜刺激臭］

エ．アクリルニトリル $CH_2=CHCN$ は、無臭又は微刺激臭のある無色透明の液体で、引火点は極めて低く（引火点0℃）、爆発の危険性が強い。

【25】3

〔解説〕A～B＆D．正しい。

C．誤り。黄燐(りん)Pは、空気中では非常に「酸化」されやすく、常温で放置すると「50℃」で発火して無水燐酸となる。

【26】4

〔解説〕フェノール C_6H_5OH は容易に燃焼しないが、蒸気に点火すると白色の炎をあげる。

【27】1

〔解説〕臭素Br_2〔刺激性の臭気〕〔赤褐色の重い液体〕〔引火性、燃焼性はない〕〔強い腐食作用〕

2．セレン化鉄$FeSe$〔黒色塊状〕〔空気中高温で分解〕

3．ホルマリン$HCHO$ aq〔無色透明の液体〕〔刺激性の臭気〕〔催涙性〕

4．メチルエチルケトン$C_2H_5COCH_3$〔無色の液体〕〔アセトン様の芳香〕〔揮発性〕〔引火しやすい〕

【28】4

〔解説〕スルホナール$C_7H_{16}O_4S_2$〔木炭と加熱〕〔メルカプタンの臭気〕

1．トリクロル酢酸CCl_3COOH〔水酸化ナトリウム溶液〕〔クロロホルムの臭気〕

2．ニコチン$C_{10}H_{14}N_2$〔ホルマリン１滴〕〔濃硝(しょう)酸１滴〕〔ばら色〕

3．塩化亜鉛$ZnCl_2$〔硝酸銀溶液〕〔白い沈殿〕

【29】3

〔解説〕硅弗(けいふっ)化ナトリウムNa_2SiF_6…分解沈殿法。

1．燐(りん)化亜鉛Zn_3P_2…燃焼法。

2．シアン化カリウムKCN、シアン化ナトリウム$NaCN$…アルカリ法。

4．塩化水素HCl、硫(りゅう)酸H_2SO_4など…中和法。

【30】1

〔解説〕有機燐化合物による中毒の解毒は、PAMのほか、硫酸アトロピンを用いる。

2．アセトアミド…有機弗素化合物の解毒に用いる。

3．亜硝酸ナトリウム…シアン化合物の解毒に用いる。

4．カルシウム剤…蓚(しゅう)酸塩類、硫酸タリウムの解毒に用いる。

7　令和３年度（2021 年）　静岡県

〔毒物及び劇物に関する法規〕

【１】次は、毒物及び劇物取締法第２条について述べたものであるが、（　）内に入る語句の組合せとして、正しいものはどれか。

この法律で「劇物」とは、別表第２に掲げる物であって、（ア）及び（イ）以外のものをいう。

	ア	イ
1．	毒物	危険物
2．	毒物	特定毒物
3．	医薬品	医療機器
4．	医薬品	医薬部外品

【２】次は、毒物及び劇物取締法第３条の３について述べたものであるが、（　）内に入る語句の組合せとして、正しいものはどれか。

興奮、幻覚又は（ア）の作用を有する毒物又は劇物（これらを含有する物を含む。）であって政令で定めるものは、みだりに摂取し、若しくは（イ）し、又はこれらの目的で（ウ）してはならない。

	ア	イ	ウ
1．	鎮静	譲受	所持
2．	鎮静	吸入	貯蔵
3．	麻酔	吸入	所持
4．	麻酔	譲受	貯蔵

【３】次のＡからＤのうち、毒物及び劇物取締法第３条の４において、業務その他正当な理由による場合を除いては、所持してはならないと規定された、発火性又は爆発性のある劇物に該当するものはいくつあるか。

Ａ．ナトリウム

Ｂ．メタノール

Ｃ．ピクリン酸

Ｄ．塩素酸カリウム20％を含有する製剤

1．１つ　　2．２つ

3．３つ　　4．４つ

【4】次のうち、毒物劇物営業者について述べたものとして、誤っているものはどれか。

☐ 1．毒物又は劇物の製造業の登録は、３年ごとに、更新を受けなければ、その効力を失う。
2．毒物又は劇物の販売業の登録は、店舗ごとに受けなければならない。
3．毒物又は劇物の販売業の登録は、６年ごとに、更新を受けなければ、その効力を失う。
4．毒物劇物一般販売業の登録を受けた者であれば、特定毒物を販売することができる。

【5】次のうち、毒物劇物取扱責任者について述べたものとして、正しいものの組合せはどれか。

ア．20歳以下の者は、毒物劇物取扱責任者となることができない。
イ．薬剤師は、毒物劇物取扱者試験に合格していなくても、毒物劇物取扱責任者となることができる。
ウ．毒物劇物営業者が、毒物又は劇物の製造業と販売業を併せて営む場合において、その製造所及び店舗が互に隣接しているときは、毒物劇物取扱責任者は、これらの施設を通じて１人で足りる。
エ．毒物劇物営業者は、自ら毒物劇物取扱責任者として毒物又は劇物による保健衛生上の危害の防止に当たらなければならない。

☐ 1．ア、イ　　2．イ、ウ
3．ウ、エ　　4．ア、エ

【6】次のうち、毒物又は劇物の表示について述べたものとして、誤っているものはどれか。

☐ 1．毒物劇物営業者は、劇物の容器及び被包に、「医薬用外」の文字及び赤地に白色をもって「劇物」の文字を表示しなければならない。
2．毒物劇物営業者は、毒物を貯蔵し、又は陳列する場所に、「医薬用外」の文字及び「毒物」の文字を表示しなければならない。
3．毒物又は劇物の製造業者は、その製造した塩化水素又は硫酸を含有する製剤たる劇物（住宅用の洗浄剤で液体状のものに限る。）を販売し、又は授与するときは、その容器及び被包に、眼に入った場合は、直ちに流水でよく洗い、医師の診断を受けるべき旨を表示しなければならない。
4．毒物及び劇物の輸入業者は、その輸入したジメチル－2，2－ジクロルビニルホスフェイト（別名：DDVP）を含有する製剤（衣料用の防虫剤に限る。）を販売し、又は授与するときは、その容器及び被包に、皮膚に触れた場合には、石けんを使ってよく洗うべき旨を表示しなければならない。

【7】次は、毒物及び劇物取締法第14条について述べたものであるが、（　）内に入る語句の組合せとして、正しいものはどれか。

毒物劇物営業者は、毒物又は劇物を他の毒物劇物営業者に販売し、又は授与したときは、その都度、次に掲げる事項を書面に記載しておかなければならない。

一　毒物又は劇物の（ア）及び数量
二　販売又は授与の（イ）
三　譲受人の氏名、（ウ）及び住所（法人にあっては、その名称及び主たる事務所の所在地）

	ア	イ	ウ
☐ 1．	成分	目的	職業
2．	名称	目的	年齢
3．	成分	年月日	年齢
4．	名称	年月日	職業

【8】車両を使用して、1回の運搬につき1,000kgを超える毒物又は劇物の運搬を他に委託するときは、その荷送人は運送人に対し、あらかじめ書面を交付しなければならない。次のうち、この書面に記載しなければならない事項として、誤っているものはどれか。

☐ 1．毒物又は劇物の数量
2．毒物又は劇物の成分
3．毒物又は劇物の製造業者の氏名
4．事故の際に講じなければならない応急の措置の内容

【9】次は、毒物及び劇物取締法第17条に規定する毒物又は劇物の事故の際の措置について述べたものであるが、（　）内に入る語句の組合せとして、正しいものはどれか。

毒物劇物営業者及び特定毒物研究者は、その取扱いに係る毒物又は劇物が飛散し、漏れ、流れ出し、染み出し、又は地下に染み込んだ場合において、不特定又は多数の者について保健衛生上の危害が生ずるおそれがあるときは、（ア）、その旨を（イ）に届け出るとともに、保健衛生上の危害を防止するために必要な応急の措置を講じなければならない。

毒物劇物営業者及び特定毒物研究者は、その取扱いに係る毒物又は劇物が盗難にあい、又は紛失したときは、（ア）、その旨を（ウ）に届け出なければならない。

	ア	イ	ウ
☐ 1．	直ちに	保健所、警察署又は消防機関	警察署
2．	直ちに	警察署又は消防機関	警察署又は保健所
3．	7日以内に	保健所、警察署又は消防機関	警察署又は保健所
4．	7日以内に	警察署又は消防機関	警察署

【10】次のうち、毒物及び劇物取締法第22条第１項の規定により、その事業場の所在地の都道府県知事（その事業場の所在地が保健所を設置する市又は特別区の区域にある場合においては、市長又は区長）に業務上取扱者の届出をしなければならない者として、正しいものの組合せはどれか。

ア．10％硫酸を使用して、電気めっきを行う事業者

イ．シアン化カリウムを使用して、金属熱処理を行う事業者

ウ．亜砒(ひ)酸を使用して、しろありの防除を行う事業者

エ．内容積が500ℓの容器を大型自動車に積載して、メタノールを運送する事業者

☐ 1．ア、イ　　2．イ、ウ
3．ウ、エ　　4．ア、エ

〔基礎化学〕

【11】次は、物質の三態の変化を図示したものであるが、（　）内に入る語句の組合せとして、正しいものはどれか。［改］

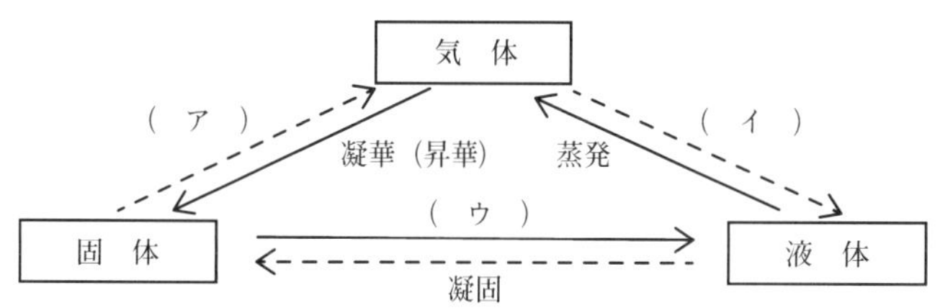

	ア	イ	ウ
☐ 1．	風解	凝縮	潮解
2．	風解	蒸留	融解
3．	昇華	凝縮	融解
4．	昇華	蒸留	潮解

【12】次のうち、化合物の名称とその化学式の組合せとして、誤っているものはどれか。

	名称	化学式
☐ 1．	アセトニトリル	C_6H_5CN
2．	メチルエチルケトン	$C_2H_5COCH_3$
3．	ぎ酸	$HCOOH$
4．	アニリン	$C_6H_5NH_2$

【13】次のうち、金属元素とその炎色反応の組合せとして、最も適当なものはどれか。

	金属元素	炎色反応
☐	1．Li	黄色
	2．Na	赤紫色
	3．Cu	青緑色
	4．Sr	黄緑色

【14】次のうち、化学用語について述べたものとして、誤っているものはどれか。

☐ 1．「質量保存の法則」とは、物質が化合や分解をしても、その前後で物質全体の質量の和は変わらない、という法則である。

2．「還元剤」とは、酸化還元反応において、相手の物質を酸化する作用をもつ物質のことをいう。

3．「電気陰性度」とは、原子間の共有結合において、原子が共有電子対を引きつけようとする強さの程度を表した値をいう。

4．「イオン化エネルギー」とは、原子から1個の電子を取りさって、1価の陽イオンにするのに必要なエネルギーをいう。

【15】15%の食塩水300gに35%の食塩水を加えたら、25%の食塩水ができた。次のうち、加えた35%の食塩水の量として、正しいものはどれか。

☐ 1．150g　　2．200g
3．250g　　4．300g

〔実地（性質・貯蔵・取扱い方法等）〕

【16】次のAからDのうち、劇物に該当するものはいくつあるか。

A．シアン化ナトリウム
B．モノフルオール酢酸
C．クロロホルム
D．セレン

☐ 1．1つ　　2．2つ
3．3つ　　4．4つ

【17】次のうち、水酸化ナトリウムについて述べたものとして、誤っているものはどれか。

☐ 1．白色、結晶性の硬い固体である。
2．腐食性が強く、皮膚に触れると激しく侵す。
3．水に不溶である。
4．二酸化炭素と水を吸収する性質が強いため、密栓して保管する。

【18】次のうち、毒物又は劇物の貯蔵方法について述べたものとして、誤っているものはどれか。

☐ 1．ピクリン酸は、火気に対し安全で隔離された場所に保管し、鉄、銅、鉛の金属容器を使用しない。
2．四塩化炭素は、非常に反応性に富む物質なので、安定剤を加え、空気を遮断して貯蔵する。
3．過酸化水素は、少量ならば褐色ガラス瓶、大量ならばカーボイを使用し、３分の１の空間を保って貯蔵する。日光の直射を避け、冷所に有機物、金属塩と引き離して貯蔵する。
4．カリウムは、空気中にそのまま貯蔵することはできないので、通常石油中に貯蔵する。

【19】次のうち、毒物又は劇物とその主な用途の組合せとして、正しいものはどれか。

	名称	主な用途
ア．	アクリルニトリル	化学合成原料
イ．	クロルエチル	ロケット燃料
ウ．	ヒドラジン	木材の防腐剤
エ．	塩素	紙・パルプの漂白剤

☐ 1．ア、イ　　2．イ、ウ
3．ウ、エ　　4．ア、エ

【20】次は、ある物質の毒性の特徴について述べたものであるが、物質名として最も適当なものはどれか。

頭痛、眼及び鼻孔の刺激性を有し、呼吸困難などとして現れ、皮膚につくと水疱(ほう)を生じる。

☐ 1．ブロムエチル　　2．アクロレイン
3．蓚(しゅう)酸　　4．メタノール

【21】次のうち、硫酸について述べたものとして、誤っているものはどれか。

☐ 1．無色透明、油様の液体である。
2．濃硫酸が人体に触れると、激しい火傷をきたす。
3．硫酸の希釈水溶液に塩化バリウムを加えると、白色の硫酸バリウムを沈殿する。
4．濃硫酸は比重が極めて小さい。

【22】次のうち、アンモニアについて述べたものとして、正しいものはどれか。

☐ 1．液化アンモニアは、漏えいすると空気よりも重いアンモニアガスとして拡散する。
2．特有の刺激臭のある無色の気体である。
3．水、エタノールに不溶である。
4．アンモニア５％を含有する製剤は劇物に該当する。

【23】次のうち、1.0mol/Lの水酸化カルシウム水溶液20mLを中和するのに必要な2.0mol/Lの塩酸の量として、正しいものはどれか。

☐ 1．10mL　　2．20mL
3．30mL　　4．40mL

【24】次のうち、毒物又は劇物の性状について述べたものとして、正しいものの組合せはどれか。

ア．キシレンは、微黄色の吸湿性の液体で、水に可溶である。
イ．ニトロベンゼンは、無色透明の液体で、水に不溶である。
ウ．沃（よう）素は、黒灰色、金属様の光沢ある稜（りょう）板状結晶で、二硫化炭素には紫色を呈して可溶である。
エ．四エチル鉛は、特殊な臭気のある無色の揮発性液体で、金属に対して腐食性がある。

☐ 1．ア、イ　　2．イ、ウ
3．ウ、エ　　4．ア、エ

【25】次のうち、シアン化カリウムについて述べたものとして、誤っているものはどれか。

☐ 1．無色で特異臭のある液体である。
2．水に易溶で、水溶液は強アルカリ性である。
3．空気中では湿気を吸収し、かつ空気中の二酸化炭素に反応して、有毒な青酸臭を放つ。
4．酸と接触すると、有毒なシアン化水素を生成する。

【26】次は、クレゾールについて述べたものであるが、（　）内に入る語句の組合せとして、正しいものはどれか。

クレゾールには、オルトークレゾール、メタークレゾール、パラークレゾールの３異性体があり、（ア）の臭いがある。オルト及びパラ異性体は無色の（イ）、メタ異性体は無色又は淡褐色の（ウ）である。

	ア	イ	ウ
☐ 1．	エーテル様	液体	結晶
2．	エーテル様	結晶	液体
3．	フェノール様	液体	結晶
4．	フェノール様	結晶	液体

【27】次は、ある物質の特徴について述べたものであるが、物質名として最も適当なものはどれか。

淡黄色の光沢ある小葉状あるいは針状の結晶である。濃硫酸溶液で黄色を呈し、水で薄めると微黄色となる。徐々に熱すると昇華するが、急熱あるいは衝撃により爆発する。

☐ 1．アジ化ナトリウム　　2．ピクリン酸
3．硫化カドミウム　　4．ナトリウム

【28】次のうち、硝酸銀の識別方法として、最も適当なものはどれか。

☐ 1．木炭とともに加熱すると、メルカプタンの臭気を放つ。
2．アルコール溶液に、水酸化カリウム溶液と少量のアニリンを加えて熱すると、不快な刺激臭を放つ。
3．水溶液に過クロール鉄液を加えると、紫色を呈する。
4．水に溶かして塩酸を加えると、白色の沈殿を生成する。その溶液に硫酸と銅粉を加えて熱すると、赤褐色の蒸気を発生する。

【29】次のうち、アニリンの識別方法として、最も適当なものはどれか。

☐ 1．水溶液にさらし粉を加えると、紫色を呈する。
2．水酸化ナトリウム溶液を加えて熱すると、クロロホルムの臭気を放つ。
3．ホルマリン１滴を加えた後、濃硝酸１滴を加えると、ばら色を呈する。
4．フェーリング溶液とともに熱すると、赤色の沈殿を生成する。

【30】次のうち、劇物の名称とその廃棄方法の組合せとして、最も適当なものはどれか。

	名称	廃棄方法
1．	臭素	酸化法
2．	ブロムメチル	中和法
3．	ベタナフトール	燃焼法
4．	硫化バリウム	還元法

▶▶正解&解説 ……………………………………………………………………………………

【1】4

〔解説〕取締法第2条（定義）第2項。

【2】3

〔解説〕取締法第3条の3（シンナー乱用の禁止）。

【3】2

〔解説〕取締法第3条の4（爆発性がある毒物劇物の所持禁止）、施行令第32条の3（発火性又は爆発性のある劇物）。

A&C．該当する。ナトリウム、ピクリン酸のほか、亜塩素酸ナトリウム及びこれを含有する製剤（亜塩素酸ナトリウム30%以上を含有するものに限る）、塩素酸塩類及びこれを含有する製剤（塩素酸塩類35%以上を含有するものに限る）が規定されている。

B．誤り。メタノールは取締法第3条の3（シンナー乱用の禁止）において、みだりに摂取、吸入し、又はその目的で所持してはならない興奮等の作用を有する劇物に該当する。

D．誤り。塩素酸カリウムを20%含有する製剤は該当せず、35%以上含有するものが該当する。

【4】1

〔解説〕「3年ごと」⇒「5年ごと」。取締法第4条（営業の登録）第3項。

2．取締法第4条（営業の登録）第2項。

3．取締法第4条（営業の登録）第3項。

4．一般販売業の登録を受けた者は販売品目の制限が定められていないため、全ての毒物劇物を販売できる。従って、特定毒物を販売することができる。取締法第4条の2（販売業の登録の種類）第1号、取締法第4条の3（販売品目の制限）第1項、第2項。

【5】2

〔解説〕ア．「20歳以下」⇒「18歳未満」。取締法第8条（毒物劇物取扱責任者の資格）第2項第1号。

イ．取締法第8条（毒物劇物取扱責任者の資格）第1項第1号。

ウ．取締法第7条（毒物劇物取扱責任者）第2項。

エ．毒物劇物営業者は、自らが毒物劇物取扱責任者として毒物又は劇物による保健衛生上の危害の防止に当たることができるが、毒物劇物営業者が必ず毒物劇物取扱責任者でなければならないという規定はない。取締法第7条（毒物劇物取扱責任者）第1項。

【6】1

〔解説〕「赤地に白色をもって「劇物」の文字」⇒「白地に赤をもって「劇物」の文字」。取締法第12条（毒物又は劇物の表示）第1項。

2．取締法第12条（毒物又は劇物の表示）第３項。

3．取締法第12条（毒物又は劇物の表示）第２項第４号、施行規則第11条の６（取扱及び使用上特に必要な表示事項）第２号ハ。

4．取締法第12条（毒物又は劇物の表示）第２項第４号、施行規則第11条の６（取扱及び使用上特に必要な表示事項）第３号二。

【7】4

〔解説〕取締法第14条（毒物又は劇物の譲渡手続）第１項第１～３号。

【8】3

〔解説〕施行令第40条の６（荷送人の通知義務）第１項。

【9】1

〔解説〕取締法第17条（事故の際の措置）第１項、第２項。

【10】2

〔解説〕取締法第22条（業務上取扱者の届出等）第１項、施行令第41条、第42条（業務上取扱者の届出）各号。

ア＆イ.「無機シアン化合物たる毒物及びこれを含有する製剤」を使用して電気めっき又は金属熱処理を行う場合、業務上取扱者の届出が必要となる。

エ．内容積が1,000ℓ以上の容器を大型自動車に積載し、かつ、施行令 別表第２に掲げる毒物又は劇物を運送する場合は業務上取扱者の届出が必要であるが、内容積が500ℓ、かつ、メタノールは別表第２に掲げる劇物に該当しない。

【11】3

〔解説〕ア．固体から気体への変化、及び気体から固体の変化を「昇華」という。

イ．気体から液体への変化を「凝縮」という。

ウ．固体から液体への変化を「融解」という。

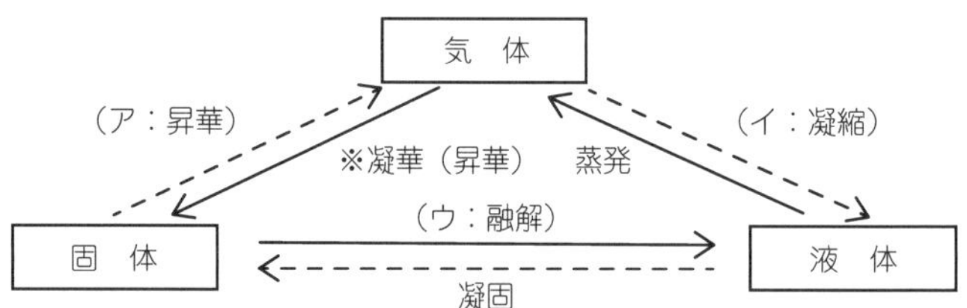

※これまでは「固体から気体への変化」と「気体から固体への変化」は、どちらも「昇華」とされていたが、日本化学会の提案や学習指導要領の改訂により、気体から固体への変化を『凝華（ぎょうか）』とするように変更されている場合がある。本書では今後の出題表記が変更されることを考慮して、新旧表記いずれも併記する。

【12】1

〔解説〕アセトニトリル…CH_3CN。C_6H_5CNはベンゾニトリルの化学式である。

【13】3

〔解説〕炎色反応は次のとおり。Liリチウム…赤色、Naナトリウム…黄色、Cu銅…青緑色、ストロンチウムSr…紅（深赤）色。赤紫色はKカリウム、黄緑色はBaバリウムの炎色反応である。

【14】2

〔解説〕酸化剤…酸化還元反応において、相手の物質を酸化し、自らは還元される作用をもつ物質のことをいう。

還元剤…酸化還元反応において、相手の物質を還元し、自らは酸化される作用をもつ物質のことをいう。

【15】4

〔解説〕濃度15％の食塩水300gの中には、0.15×300g＝45gの食塩が含まれる。同様に、濃度35％の食塩水xgの中には、0.35×xg＝0.35xgの食塩が含まれる。これらを25％の濃度にしたことから、次の等式が成り立つ。

$$\frac{45\mathrm{g} + 0.35x\,\mathrm{g}}{300\mathrm{g} + x\,\mathrm{g}} = 0.25 \quad \Rightarrow \quad 45\mathrm{g} + 0.35x\,\mathrm{g} = 0.25\,(300\mathrm{g} + x\,\mathrm{g})$$

$$75\mathrm{g} - 45\mathrm{g} = 0.35x\,\mathrm{g} - 0.25x\,\mathrm{g}$$

$$30\mathrm{g} = 0.1x\,\mathrm{g}$$

$$x\,\mathrm{g} = 300\mathrm{g}$$

【16】1

〔解説〕A＆D．シアン化ナトリウム$NaCN$、セレンSe…毒物。

B．モノフルオール酢酸$C_2H_3FO_2$…特定毒物。

C．クロロホルム$CHCl_3$…劇物。

【17】3

〔解説〕水酸化ナトリウム$NaOH$は水に発熱しながら溶解する。

※以下、物質名の後に記載されている［　］は、物質を見分ける際に特徴となるキーワードを表す。

【18】2

〔解説〕選択肢の内容はアクロレイン$CH_2=CHCHO$の貯蔵方法である。四塩化炭素CCl_4は、亜鉛または錫（すず）メッキをした鋼鉄製容器で保管し、高温に接しない場所に貯蔵する。蒸気は空気より重く、低所に滞留するため、地下室など換気の悪い場所には保管しない。

1．ピクリン酸$C_6H_2(OH)(NO_2)_3$［火気に対し安全で隔離された場所に保管］［鉄、銅、鉛の金属容器を使用しない］

3．過酸化水素H_2O_2［少量ならば褐色ガラス瓶、大量ならばカーボイを使用］［３分の１の空間を保って貯蔵］

4．カリウムK［通常石油中に貯蔵］

【19】4

〔解説〕ア．アクリルニトリル$CH_2=CHCN$…化学合成原料。

イ．クロルエチルC_2H_5Cl…アルキル化剤。

ウ．ヒドラジンH_4N_2…ロケット燃料。

エ．塩素Cl_2…紙・パルプの漂白剤。

【20】1

〔解説〕ブロムメチル（臭化メチル）CH_3Br［頭痛、眼及び鼻孔の刺激性を有す］［皮膚につくと水疱(ほう)を生じる］

2．アクロレイン$CH_2=CHCHO$…気管支カタルを起こす。

3．蓚(しゅう)酸（$(COOH)_2 \cdot 2H_2O$）…血液中の石灰分を奪取し、神経系を侵す。

4．メタノールCH_3OH…視神経が侵され失明することがある。

【21】4

〔解説〕硫(りゅう)酸H_2SO_4は、比重が極めて大きい。

【22】2

〔解説〕アンモニアNH_3

1．液化アンモニアは、漏えいすると空気よりも「軽い」アンモニアガスとして拡散する。

3．水によく溶け、エタノールやエーテルにも溶ける。

4．アンモニア10％以下を含有する製剤は、劇物から除外される。

【23】2

〔解説〕中和反応式：$2HCl + Ca(OH)_2 \longrightarrow CaCl_2 + 2H_2O$

水酸化カルシウム水溶液は２価の塩基、塩酸は１価の酸であり、求める値を x mL とすると次の等式が成り立つ。

$(2 \times 1.0mol/L / 1000mL) \times 20mL = (2.0mol/L / 1000mL) \times x\ mL$

両辺に1000をかける。

$2.0mol/L \times 20mL = 2.0mol/L \times x\ mL \Rightarrow x\ mL = 40mL / 2.0mol/L$

$x = 20mL$

【24】3

〔解説〕ア．キシレン$C_6H_4(CH_3)_2$は、無色透明の液体で水に溶けない。

イ．ニトロベンゼン$C_6H_5NO_2$は、無色または淡黄色の油状の液体で、水にわずかに溶ける。

ウ．沃(よう)素I_2［黒灰色、金属様の光沢ある稜(りょう)板状結晶］［二硫化炭素には紫色を呈して可溶］

エ．四エチル鉛$Pb(C_2H_5)_4$［特殊な臭気のある無色の揮発性液体］［金属に対して腐食性］

【25】1

〔解説〕シアン化カリウムKCNは、無色または白色の塊片あるいは粉末である。十分に乾燥したものは無臭。

【26】4

〔解説〕クレゾール$C_6H_4(OH)CH_3$には、オルト－クレゾール、メタ－クレゾール、パラ－クレゾールの３異性体があり、（ア：フェノール様）の臭いがある。オルト及びパラ異性体は無色の（イ：結晶）、メタ異性体は無色又は淡褐色の（ウ：液体）である。

【27】2

〔解説〕ピクリン酸$C_6H_2(OH)(NO_2)_3$［淡黄色の光沢ある小葉状あるいは針状の結晶］［徐々に熱すると昇華］［急熱あるいは衝撃により爆発］

1．アジ化ナトリウムNaN_3は、無色無臭の結晶で、急に加熱すると爆発する危険性がある。

3．硫（りゅう）化カドミウムCdSは、黄橙色の粉末。

4．ナトリウムNaは、銀白色の光沢をもつ金属。

【28】4

〔解説〕硝（しょう）酸銀$AgNO_3$［水に溶かして塩酸を加えると、白色の沈殿（塩化銀AgCl）を生成］［その溶液に硫酸と銅粉を加えて熱すると、赤褐色の蒸気（二酸化窒素NO_2）を発生］

1．スルホナール$C_7H_{16}O_4S_2$［木炭］［メルカプタンの臭気］

2．クロロホルム$CHCl_3$［水酸化カリウム溶液と少量のアニリン］［不快な刺激臭］

3．フェノールC_6H_5OH［過クロール鉄液］［紫色］

【29】1

〔解説〕アニリン$C_6H_5NH_2$［水溶液にさらし粉］［紫色］

2．トリクロル酢酸CCl_3COOH［水酸化ナトリウム溶液］［クロロホルムの臭気］

3．ニコチン$C_{10}H_{14}N_2$［ホルマリン１滴］［濃硝酸１滴］［ばら色］

4．ホルマリンHCHO aq［フェーリング溶液］［赤色の沈殿（酸化銅（Ⅰ）Cu_2O）］

【30】3

〔解説〕ベタナフトール$C_{10}H_7OH$…燃焼法。

1．臭素Br_2…還元法、アルカリ法。

2．ブロムエチル（臭化エチル）C_2H_5Br…燃焼法。

4．硫化バリウムBaS…沈殿法。

8 令和4年度（2022年） 三重県

〔毒物及び劇物に関する法規〕

【1】次の文は、毒物及び劇物取締法の条文の一部である。条文中の（　）の中に入る語句として正しいものを選びなさい。

第2条

この法律で「毒物」とは、別表第1に掲げる物であって、医薬品及び（A）以外のものをいう。

第3条の2

4　特定毒物研究者は、特定毒物を（B）以外の用途に供してはならない。

第4条

3　製造業又は輸入業の登録は、（C）ごとに、販売業の登録は、（D）ごとに、更新を受けなければ、その効力を失う。

		1	2	3	4
☐	A	1．化粧品	2．医薬部外品	3．危険物	4．食品
☐	B	1．学校教育	2．物質鑑定	3．学術研究	4．試験検査
☐	C	1．3年	2．5年	3．6年	4．10年
☐	D	1．3年	2．5年	3．6年	4．10年

【2】次の文は、毒物及び劇物取締法第12条の条文の一部である。条文中の（　）の中に入る語句として正しいものを選びなさい。

第12条

毒物劇物営業者及び特定毒物研究者は、毒物又は劇物の容器及び被包に、「（A）」の文字及び毒物については（B）をもって「毒物」の文字、劇物については（C）をもって「劇物」の文字を表示しなければならない。

2　毒物劇物営業者は、その容器及び被包に、左に掲げる事項を表示しなければ、毒物又は劇物を販売し、又は授与してはならない。

一　毒物又は劇物の名称

二　毒物又は劇物の（D）

三　厚生労働省令で定める毒物又は劇物については、それぞれ厚生労働省令で定めるその解毒剤の名称

四　毒物又は劇物の取扱及び使用上特に必要と認めて、厚生労働省令で定める事項

☐ A　1．医薬部外　　　2．医療用外
　　3．危険　　　　　4．医薬用外

☐ B　1．赤地に白色　　2．黒地に白色
　　3．白地に赤色　　4．白地に黒色

☐ C　1．赤地に白色　　2．黒地に白色
　　3．白地に赤色　　4．白地に黒色

☐ D　1．成分　　　　　2．成分及びその毒性
　　3．成分及びその含量　4．成分、毒性及びその含量

【3】次の文は、毒物及び劇物取締法第3条の3の条文である。条文中の（　）の中に入る語句として正しい組合せを選びなさい。

（A)、幻覚又は麻酔の作用を有する毒物又は劇物（これらを含有する物を含む。）であって政令で定めるものは、みだりに（B）し、若しくは吸入し、又はこれらの目的で（C）してはならない。

	A	B	C
☐ 1．	興奮	摂取	所持
2．	興奮	使用	販売
3．	鎮静	摂取	所持
4．	鎮静	使用	販売

【4】毒物及び劇物取締法第6条に規定される毒物劇物製造業の登録事項のうち、正しいものの組合せを選びなさい。

A．製造に従事する者の数
B．製造所の所在地
C．製造所の営業時間
D．製造しようとする毒物又は劇物の品目

☐ 1．A、B　　2．A、D
　3．B、C　　4．B、D

令和4年度　三重

【5】次の文は、毒物及び劇物取締法施行令第40条の条文である。条文中の（　）の中に入る語句として正しい組合せを選びなさい。

法第15条の２の規定により、毒物若しくは劇物又は法第11条第２項に規定する政令で定める物の廃棄の方法に関する技術上の基準を次のように定める。

一　（A）、加水分解、酸化、還元、稀釈その他の方法により、毒物及び劇物並びに法第11条第２項に規定する政令で定める物のいずれにも該当しない物とすること。

二　ガス体又は揮発性の毒物又は劇物は、保健衛生上危害を生ずるおそれがない場所で、少量ずつ放出し、又は（B）させること。

三　可燃性の毒物又は劇物は、保健衛生上危害を生ずるおそれがない場所で、少量ずつ燃焼させること。

四　前各号により難い場合には、地下（C）以上で、かつ、地下水を汚染するおそれがない地中に確実に埋め、海面上に引き上げられ、若しくは浮き上がるおそれがない方法で海水中に沈め、又は保健衛生上危害を生ずるおそれがないその他の方法で処理すること。

参考：毒物及び劇物取締法第11条第２項

毒物劇物営業者及び特定毒物研究者は、毒物若しくは劇物又は毒物若しくは劇物を含有する物であって政令で定めるものがその製造所、営業所若しくは店舗又は研究所の外に飛散し、漏れ、流れ出、若しくはしみ出、又はこれらの施設の地下にしみ込むことを防ぐのに必要な措置を講じなければならない。

毒物及び劇物取締法第15条の２

毒物若しくは劇物又は第11条第２項に規定する政令で定める物は、廃棄の方法について政令で定める技術上の基準に従わなければ、廃棄してはならない。

	A	B	C
☐ 1.	中和	揮発	1ｍ
2.	加熱	揮発	3ｍ
3.	中和	燃焼	1ｍ
4.	加熱	燃焼	3ｍ

【6】次の文は、毒物及び劇物取締法施行令第35条及び第36条の規定に基づく毒物劇物営業者の登録票の書換え交付及び再交付に関する記述である。記述の正誤について、正しい組合せを選びなさい。

A．登録票を破り、汚し、又は失ったときは、登録票の再交付を申請することができる。

B．登録票の再交付を受けた後、失った登録票を発見したときは、これを直ちに破棄しなければならない。

C．登録票の記載事項に変更を生じたときは、登録票の書換え交付を申請することができる。

	A	B	C
☐ 1．	正	誤	正
2．	正	誤	誤
3．	誤	正	正
4．	誤	正	誤

【7】毒物及び劇物取締法第3条の4に規定する政令で定められている物を選びなさい。

参考：引火性、発火性又は爆発性のある毒物又は劇物であって政令で定めるものは、業務その他正当な理由による場合を除いては、所持してはならない。

☐ 1．黄燐(りん)　　2．ニトロベンゼン
3．ピクリン酸　　4．カリウム

【8】毒物劇物営業者は、毒物又は劇物を他の毒物劇物営業者に販売し、又は授与したときは、その都度、毒物及び劇物取締法第14条に規定されている事項を書面に記載しておかなければならない。この書面に記載が必要な事項として、規定されていないものを選びなさい。

☐ 1．販売又は授与の年月日
2．毒物又は劇物の名称及び数量
3．解毒剤の名称
4．譲受人の氏名、職業及び住所（法人にあっては、その名称及び主たる事務所の所在地）

【9】次の文は、毒物及び劇物取締法第7条及び第8条の規定に基づく毒物劇物取扱責任者に関する記述である。正しいものの組合せを選びなさい。

A．毒物劇物営業者が毒物又は劇物の製造業及び輸入業を併せて営む場合において、その製造所と営業所が互いに隣接しているときは、毒物劇物取扱責任者はこれらの施設を通じて1人で足りる。

B．毒物劇物販売業者が、自ら毒物劇物取扱責任者として毒物又は劇物による保健衛生上の危害の防止にあたる店舗については、他に毒物劇物取扱責任者を置く必要はない。

C．18歳未満であっても、都道府県知事が行う毒物劇物取扱者試験に合格した者は、毒物劇物取扱責任者になることができる。

☐ 1．A、B　　2．A、C
3．B、C　　4．A、B、C

【10】次の文は、毒物及び劇物取締法施行令第40条の5第2項の規定に基づき、車両（道路交通法（昭和35年法律第105号）第2条第8号に規定する車両をいう。）を使用して、臭素を、1回につき6,000kg運搬する場合の運搬方法に関する記述である。<u>誤っているもの</u>の組合せを選びなさい。

A．0.3m平方の板に地を黒色、文字を黄色として「毒」と表示した標識を、車両の前後の見やすい箇所に掲げなければならない。

B．運搬の経路、交通事情、自然条件その他の条件から判断して、1人の運転者による連続運転時間（1回が連続10分以上で、かつ、合計が30分以上の運転の中断をすることなく連続して運転する時間をいう。）が4時間を超える場合は、交替して運転する者を同乗させなければならない。

C．車両には、防毒マスク、ゴム手袋その他事故の際に応急の措置を講ずるために必要な保護具で厚生労働省令で定めるものを最低1人分以上は備えなければならない。

☐ 1．A、B　　2．A、C
3．B、C　　4．A、B、C

【11】次の文は、毒物及び劇物取締法第15条の条文である。条文中の（　）の中に入る語句として正しいものを選びなさい。

毒物劇物営業者は、毒物又は劇物を次に掲げる者に交付してはならない。

一　（A）の者

二　心身の障害により毒物又は劇物による保健衛生上の危害の防止の措置を適正に行うことができない者として厚生労働省令で定めるもの

三　麻薬、大麻、あへん又は（B）の中毒者

2　毒物劇物営業者は、厚生労働省令の定めるところにより、その交付を受ける者の氏名及び（C）を確認した後でなければ、第３条の４に規定する政令で定める物を交付してはならない。

3　毒物劇物営業者は、帳簿を備え、前項の確認をしたときは、厚生労働省令の定めるところにより、その確認に関する事項を記載しなければならない。

4　毒物劇物営業者は、前項の帳簿を、（D）、保存しなければならない。

☑ A　1．18歳未満　2．18歳以下　3．20歳未満　4．20歳以下

☑ B　1．シンナー　2．指定薬物　3．アルコール　4．覚せい剤

☑ C　1．住所　2．職業　3．連絡先　4．年齢

☑ D　1．営業を廃止した日から２年間
2．営業を廃止した日から５年間
3．最終の記載をした日から２年間
4．最終の記載をした日から５年間

〔基礎化学〕

【12】ハロゲンに分類され、単体は常温・常圧で液体である元素はどれか。

☑ 1．F　2．S
3．Br　4．Xe

【13】共有結合の結晶はどれか。

☑ 1．塩化ナトリウム　2．ナトリウム
3．二酸化ケイ素　4．銅

【14】炎色反応で青緑色を呈する元素はどれか。

☑ 1．Li　2．K
3．Sr　4．Cu

【15】「一定量の気体の体積は圧力に反比例し、絶対温度に比例する」という法則を（　）という。（　）内にあてはまるものはどれか。

☐ 1．ボイル・シャルルの法則　　2．ヘンリーの法則
3．ヘスの法則　　4．ファラデーの法則

【16】無極性分子はどれか。

☐ 1．H_2O　　2．NH_3　　3．HCl　　4．CH_4

【17】物質の三態の変化に関する次の3つの記述について、（　）に入る語句の正しい組合せはどれか。

・固体状態の物質が液体状態の物質になる変化を（A）という。
・液体状態の物質が固体状態の物質になる変化を（B）という。
・固体状態の物質が気体状態の物質になる変化を（C）という。

	A	B	C
☐ 1．	融解	凝縮	蒸発
2．	溶解	凝固	蒸発
3．	溶解	凝縮	昇華
4．	融解	凝固	昇華

【18】原子番号が同じで質量数が異なる原子を互いに何というか。

☐ 1．同位体　　2．同族体
3．異性体　　4．同素体

【19】酸性域では無色であるが、pH10付近で赤色を呈する指示薬はどれか。

☐ 1．リトマス　　2．フェノールフタレイン
3．メチルオレンジ　　4．メチルレッド

【20】0.4mol/Lの水酸化ナトリウム水溶液300mLを中和するには、3.0mol/Lの硫酸は何mL必要か。

☐ 1．20mL　　2．40mL　　3．80mL　　4．200mL

【21】0.50mol/Lのスクロース水溶液の27℃における浸透圧として、最も適当なものはどれか。ただし、気体定数は、8.3×10^3Pa・L/(mol・K）とする。

☐ 1．1.1×10^5Pa　　2．1.2×10^6Pa
3．2.5×10^6Pa　　4．5.0×10^6Pa

【22】鉛（Ⅱ）イオンPb^{2+}を含む水溶液に、銀（Ag）又は亜鉛（Zn）を入れたとき、その金属表面に鉛（Pb）の単体が析出するかどうかについて、正しい組合せのものはどれか。

	銀（Ag）	亜鉛（Zn）
1．	析出する	析出する
2．	析出する	析出しない
3．	析出しない	析出しない
4．	析出しない	析出する

【23】下の図は、塩化ナトリウム水溶液が冷却により凝固する過程の時間と温度の関係を示したグラフ（冷却曲線）である。図中のAからDのうち、凝固点はどれか。

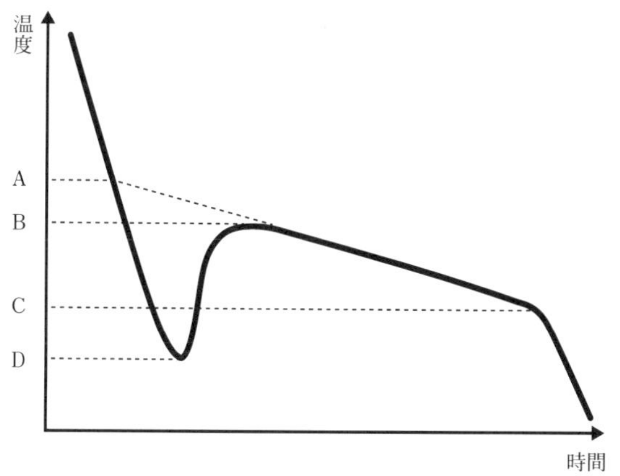

1．A　　2．B
3．C　　4．D

【24】化学反応の反応速度に関する記述として、誤っているものはどれか。

1．温度が10K上昇するごとに反応速度がちょうど3倍になる反応について、温度を20℃から60℃に上げると、反応速度は81倍になる。
2．一般に、反応条件が同じ場合、活性化エネルギーが小さい反応ほど、反応速度は小さい。
3．一般に、高温ほど反応速度が大きくなる理由の一つとして、温度が高くなると、分子の熱運動が激しくなり、衝突回数が増加することが挙げられる。
4．反応速度を著しく増加させるが、反応の前後でそれ自身は変化しないような物質を触媒という。

【25】アルコールに関する記述として、正しいものはどれか。

☐ 1．第一級アルコールは、酸化するとエーテルになり、さらに酸化し続けるとカルボン酸になる。
2．第二級アルコールは、酸化するとケトンになる。
3．エチレングリコールは三価アルコールであり、高沸点の油状の液体で、油脂を加水分解することによって得られる。
4．炭素数が少ないアルコールは高級アルコールといい、水に溶けやすい。

【26】400mLの真空容器に、ある純粋な液体物質1.0gを入れてから127℃にしたところ、液体はすべて蒸発して気体となり、8.3×10^4Paの圧力を示した。この物質の分子量はいくつか。ただし、気体定数は、8.3×10^3Pa・L/(mol・K) とする。

☐ 1．10　　2．50
3．100　　4．150

【27】黒鉛の燃焼熱をQa（kJ/mol)、一酸化炭素の燃焼熱をQb（kJ/mol）とした場合、一酸化炭素の生成熱を、QaとQbを用いて表したものとして、正しいものはどれか。

☐ 1．Qa − Qb　　2．Qa ＋ Qb
3．−Qa ＋ Qb　　4．−Qa − Qb

【28】水660gに塩化ナトリウムを加えると、質量パーセント濃度が12%の塩化ナトリウム水溶液ができた。このとき加えた塩化ナトリウムの量として正しいものはどれか。

☐ 1．12g　　2．79g
3．90g　　4．180g

【29】Na^+、Al^{3+}、Cu^{2+}、Fe^{3+}を含む混合水溶液に対して、希塩酸を加え、酸性にした後、硫化水素を通じるときに、生じる沈殿はどれか。

☐ 1．Na_2S　　2．Al_2S_3
3．CuS　　4．FeS

【30】有機化合物に関する記述のうち、正しいものはどれか。

☐ 1．ベンゼン環の炭素原子に、ニトロ基1個が直接結合した化合物をアニリンといい、代表的な芳香族アミンである。
2．ホルムアルデヒドは、ヨードホルム反応を示す。
3．三重結合を有するアセチレンは、付加反応を起こしにくい。
4．ベンゼンは、付加反応よりも置換反応の方が起こりやすい。

【31】次の糖（糖類）のうち、単糖（単糖類）であるものはどれか。

☐ 1．スクロース　　2．セルロース
3．ラクトース　　4．フルクトース

〔実地（性質・貯蔵・取扱い方法等）〕

【32】次の物質の常温・常圧下における性状として、最も適当なものを選びなさい。

☐ A．重クロム酸アンモニウム
☐ B．四塩化炭素
☐ C．三塩化アンチモン
☐ D．メチルアミン

1．潮解性の無色又は淡黄色の結晶で、水および希塩酸に溶けやすい。空気中で発煙する。
2．特有の臭気をもつ無色の液体で、水にほとんど溶けない。不燃性である。
3．無臭の橙赤色の結晶で、水によく溶け、酸性を示す。燃焼性がある。
4．アンモニア臭をもつ気体で、水に溶けやすい。引火性がある。

【33】次の物質の貯蔵方法として、最も適当なものを選びなさい。

☐ A．クロロホルム
☐ B．ブロムメチル
☐ C．硝酸第二水銀
☐ D．クロロプレン

1．重合防止剤を加えて窒素置換し、遮光して冷所に貯蔵する。
2．潮解性があり、密栓・遮光して貯蔵する。
3．常温では気体であるため、圧縮冷却して液化し、圧縮容器に入れ、直射日光、その他温度上昇の原因を避けて、冷暗所に貯蔵する。
4．純品は空気と日光によって分解するため、少量のアルコールを加えて冷暗所に貯蔵する。

【34】次の物質を含有する製剤は、毒物及び劇物取締法令上ある一定濃度以下で劇物から除外される。その除外される上限の濃度として、最も適当なものをそれぞれ選びなさい。

☐ A．モルホリン
☐ B．一水素二弗（ふっ）化アンモニウム
☐ C．過酸化ナトリウム
☐ D．3－（アミノメチル）ベンジルアミン

1．4％　　2．5％
3．6％　　4．8％

【35】次の物質の化学式として、最も適当なものを選びなさい。

☐ A．（トリクロロメチル）ベンゼン
☐ B．クロロホルム
☐ C．2－クロロピリジン
☐ D．クロルピクリン

1．$C_6H_5CCl_3$　　2．C_5H_4ClN
3．$CHCl_3$　　4．CCl_3NO_2

【36】次の物質の毒性として、最も適当なものを選びなさい。

☐ A．メタノール
☐ B．硝酸
☐ C．モノフルオール酢酸ナトリウム
☐ D．アニリン

1．血液に作用してメトヘモグロビンをつくり、チアノーゼを起こさせる。頭痛、めまい、吐気が起こる。はなはだしい場合にはこん睡、意識不明となる。
2．頭痛、めまい、嘔吐（おうと）、下痢、腹痛等を起こし、致死量に近ければ麻酔状態になり、視神経が侵され、目がかすみ、ついには失明することがある。
3．生体細胞内のTCAサイクル阻害作用により、嘔吐（おうと）、胃の疼痛、意識混濁、てんかん性痙攣（けいれん）、脈拍の遅緩（ちかん）が起こり、チアノーゼ、血圧降下が生じる。
4．高濃度の本物質の水溶液が皮膚に触れると、ガスを発生して、組織ははじめ白く、しだいに深黄色となる。

令和4年度　三重

【37】次の物質の用途として、最も適当なものを選びなさい。

☐ A. ホスホン酸

☐ B. 二硫化炭素

☐ C. 2－（ジメチルアミノ）エタノール

☐ D. ヘキサン－1,6－ジアミン

1. ナイロン66の原料、ウレタンの原料
2. ビスコース人絹（じんけん）（ビスコースレーヨン）の製造
3. 塩化ビニル安定剤、ポリエステルフィルムの表面処理剤
4. 水溶性塗料用樹脂可溶化剤、発泡触媒

【38】次の物質の鑑別方法として、最も適当なものを選びなさい。

☐ A. 塩化亜鉛

☐ B. ナトリウム

☐ C. アニリン

☐ D. メチルスルホナール

1. 本物質の水溶液にさらし粉を加えると、紫色になる。
2. 木炭とともに熱すると、メルカプタンの臭気を放つ。
3. 水に溶かし、硝酸銀を加えると、白色の沈殿を生じる。
4. 白金線に試料を付けて、溶融炎で熱すると、炎の色は黄色になる。また、コバルトの色ガラスを通して見れば、この炎は見えなくなる。

【39】毒物及び劇物の品目ごとの具体的な廃棄方法として厚生労働省が定めた「毒物及び劇物の廃棄の方法に関する基準」に基づき、次の毒物又は劇物の廃棄方法として、最も適当なものを選びなさい。

☐ A. 五酸化二砒（ひ）素

☐ B. 四弗（ふっ）化硫黄

☐ C. 塩化ホスホリル

☐ D. 亜塩素酸ナトリウム

1. 沈殿隔離法　　2. 還元法
3. 分解沈殿法　　4. アルカリ法

【40】毒物及び劇物の運搬事故時における応急措置の具体的な方法として厚生労働省が定めた「毒物及び劇物の運搬事故時における応急措置に関する基準」に基づき、次の毒物又は劇物が漏えい又は飛散した際の措置として、最も適当なものを選びなさい。

☐ A．クロルピクリン
☐ B．過酸化ナトリウム
☐ C．トルエン
☐ D．キノリン

1．多量に漏えいした場合、漏えいした液は、土砂等でその流れを止め、安全な場所に導き、液の表面を泡で覆(おお)い、できるだけ空容器に回収する。
2．飛散したものは、空容器にできるだけ回収する。回収したものは、発火のおそれがあるので速やかに多量の水に溶かして処理する。回収したあとは、多量の水を用いて洗い流す。この場合、濃厚な廃液が河川等に排出されないよう注意する。
3．漏えいした液は、土砂等でその流れを止め、安全な場所に導き、密閉可能な空容器にできるだけ回収し、そのあとを多量の水を用いて洗い流す。洗い流す場合には、中性洗剤等の分散剤を使用して洗い流す。この場合、濃厚な廃液が河川等に排出されないよう注意する。
4．多量に漏えいした場合、漏えいした液は、土砂等でその流れを止め、多量の活性炭又は消石灰を散布して覆(おお)い、至急関係先に連絡し、専門家の指示により処理する。この場合、漏えいした本物質が、河川等に排出されないように注意する。

【41】次の物質の毒物及び劇物取締法施行令第40条の５第２項第３号に規定する厚生労働省令で定める保護具として、（　）内にあてはまる最も適当なものをそれぞれ選びなさい。

☐ A．ニトロベンゼン ……… 保護手袋、保護長ぐつ、保護衣、（　）
☐ B．黄燐(りん) …………………… 保護手袋、保護長ぐつ、保護衣、（　）
☐ C．過酸化水素及びこれを含有する製剤（過酸化水素６％以下を含有するものを除く。） ……………… 保護手袋、保護長ぐつ、保護衣、（　）
☐ D．ジメチル硫酸 ………… 保護手袋、保護長ぐつ、保護衣、（　）

1．保護眼鏡　　2．有機ガス用防毒マスク
3．酸性ガス用防毒マスク　　4．普通ガス用防毒マスク

▶▶正解＆解説

【1】A…2　B…3　C…2　D…3

〔解説〕A．取締法第２条（定義）第１項。

B．取締法第３条の２（特定毒物の禁止規定）第４項。

C＆D．取締法第４条（営業の登録）第３項。

【2】A…4　B…1　C…3　D…3

〔解説〕A～C．取締法第12条（毒物又は劇物の表示）第１項。

D．取締法第12条（毒物又は劇物の表示）第２項各号。

【3】1

〔解説〕取締法第３条の３（シンナー乱用の禁止）。

【4】4

〔解説〕A＆C．製造業の登録事項に規定されていない。

B＆D．取締法第６条（登録事項）第２～３号。

【5】1

〔解説〕施行令第40条（廃棄の方法）第１～４号。廃棄方法の［中和］［加水分解］［酸化］［還元］［稀釈］の５項目は覚えておく必要がある。

【6】1

〔解説〕A．施行令第36条（登録票又は許可証の再交付）第１項。

B．「破棄」⇒「返納」。施行令第36条（登録票又は許可証の再交付）第３項。

C．施行令第35条（登録票又は許可証の書換え交付）第１項。

【7】3

〔解説〕取締法第３条の４（爆発性がある毒物劇物の所持禁止）、施行令第32条の３（発火性又は爆発性のある劇物）。ピクリン酸のほか、ナトリウム、亜塩素酸ナトリウム及びこれを含有する製剤（亜塩素酸ナトリウム30％以上を含有するものに限る）、塩素酸塩類及びこれを含有する製剤（塩素酸塩類35％以上を含有するものに限る）が規定されている。

【8】3

〔解説〕解毒剤の名称については、厚生労働省令で定めるもの（有機燐（りん）化合物及びこれを含有する製剤）の容器及び被包に表示しなければならないものである。取締法第12条（毒物又は劇物の表示）第２項第３号。

１＆２＆４．取締法第14条（毒物又は劇物の譲渡手続）第１項第１～３号。

【9】1

〔解説〕A．取締法第７条（毒物劇物取扱責任者）第２項。

B．取締法第７条（毒物劇物取扱責任者）第１項。

C．毒物劇物取扱者試験に合格した者であっても、18歳未満の者は毒物劇物取扱責任者となることができない。取締法第８条（毒物劇物取扱責任者の資格）第２項第１号。

【10】2

〔解説〕A．「文字を黄色」⇒「文字を白色」。施行令第40条の5（運搬方法）第2項第2号、施行規則第13条の5（毒物又は劇物を運搬する車両に掲げる標識）。

B．施行令第40条の5（運搬方法）第2項第1号、施行規則第13条の4（交替して運転する者の同乗）第1号。

C．「1人分以上」⇒「2人分以上」。施行令第40条の5（運搬方法）第2項第3号。

【11】A…1　B…4　C…1　D…4

〔解説〕取締法第15条（毒物又は劇物の交付の制限等）第1項～第4項。

【12】3

〔解説〕Br臭素は17族のハロゲンに分類され、常温・常圧で液体の元素である。

1．Fフッ素は17族のハロゲンに分類されるが、気体である。

2．S硫黄は16族に分類される固体である。

4．Xeキセノンは18族の貴ガス（希ガス※）に分類される気体である。

※日本化学会の提案や学習指導要領の改訂により、希ガスが『貴ガス』という表記に変更されている場合がある。本書では今後の出題表記が変更されることを考慮し、「貴ガス」については新旧表記をいずれも併記する。

【13】3

〔解説〕共有結合とは、非金属元素のみからなる化学結合をいう。二酸化ケイ素SiO_2は非金属元素どうしであるケイ素Siと酸素Oからなる。

1．塩化ナトリウムNaCl…ナトリウムイオンNa^+と塩化物イオンCl^-がイオン結合で結びついている。

2＆4．ナトリウムNa、銅Cu…いずれも金属元素のみからなる金属結合で結びついている。

【14】4

〔解説〕炎色反応は次のとおり。Liリチウム…赤色、Kカリウム…赤紫色、Srストロンチウム…紅（深赤）色、Cu銅…青緑色。

【15】1

〔解説〕2．ヘンリーの法則…一定温度で一定量の溶媒に溶ける気体の質量（物質量）は、その気体の圧力に比例する。

3．ヘスの法則…反応熱の大きさは、反応の初めの状態と終わりの状態だけで決まり、反応の経路には関係しない。

4．ファラデー（の電気分解）の法則…電気分解において、陰極または陽極で変化する物質の質量は、流した電気量に比例する。

【16】4

〔解説〕メタンCH_4は正四面体形の無極性分子である。

1～3．水H_2O（折れ線形）、アンモニアNH_3（三角錐（すい）形）、塩化水素HCl（直線形）は、いずれも極性分子である。

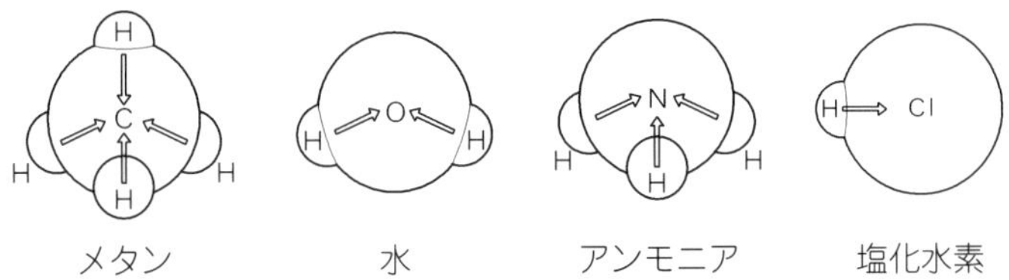

【17】4

〔解説〕固体状態の物質が液体状態の物質になる変化を（A：融解）という。液体状態の物質が固体状態の物質になる変化を（B：凝固）という。固体状態の物質が気体状態の物質になる変化を（C：昇華）という。

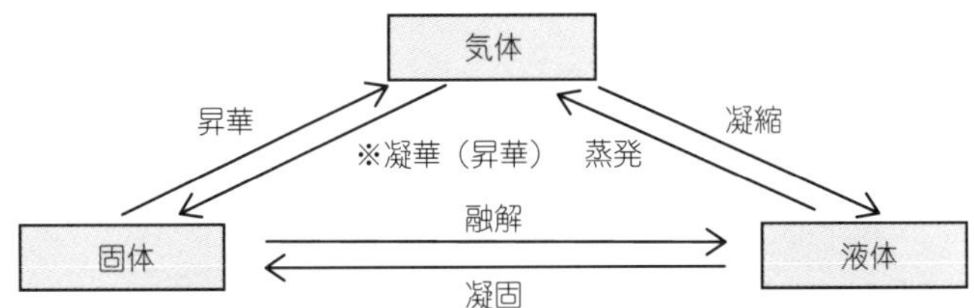

※これまでは「固体から気体への変化」と「気体から固体への変化」は、どちらも「昇華」とされていたが、日本化学会の提案や学習指導要領の改訂により、気体から固体への変化を『凝華（ぎょうか）』とするように変更されている場合がある。本書では今後の出題表記が変更されることを考慮して、新旧表記いずれも併記する。

【18】1

〔解説〕同位体（アイソトープ）…原子番号が等しく、質量数の異なる原子。

2．同族体…共通の一般式で表される、性質や構造がよく似た一群の化合物。

3．異性体…分子式が同じでも、原子の結合の仕方が異なる化合物。

4．同素体…同じ元素の単体で、性質の異なる物質。

【19】2

〔解説〕フェノールフタレイン…pHが8.3以下のときは透明であり、pHが10.0以上のときは赤色を示すため、塩基の滴定によく使われる。

1．リトマス…酸は青色リトマス紙を赤色に、塩基は赤色リトマス紙を青色に変える。

3．メチルオレンジ…pHが3.1以下のときは赤色を示し、pHが4.4以上のときは黄色を示すため、酸の滴定によく使われる。

4．メチルレッド…pHが4.4以下のときは赤色を示し、pH6.2以上のときは黄色を示し、このpH4.4から6.2の間では橙色を示す。

【20】1

〔解説〕中和反応式：$2NaOH + H_2SO_4 \longrightarrow Na_2SO_4 + 2H_2O$

水酸化ナトリウム水溶液は１価の塩基、硫(りゅう)酸は２価の酸であり、求める値を x mLとすると、次の等式が成り立つ。

（0.4mol／1000mL）×300mL ＝（２×3.0mol／1000mL）× x mL

両辺に1000をかける。

0.4mol×300mL＝6.0mol× x mL　⇒　x mL＝120mL／6.0mol＝20mL

【21】2

〔解説〕「浸透圧は絶対温度と溶液のモル濃度に比例する」というファントホッフの法則 $P = cRT$ を用いて浸透圧を求める。これは気体の状態方程式　$PV = nRT$ と等しい。

浸透圧（P）＝モル濃度（c）×気体定数（R）×絶対温度（T）

P＝0.50mol/L×8.3×10^3Pa・L/(mol・K)×（27＋273）

　＝1245×10^3　⇒ 1.245×10^6Pa

従って、選択肢の中で最も適当なものは1.2×10^6Paとなる。

【22】4

〔解説〕設問の鉛、亜鉛、銀をイオン化列順に並べると、亜鉛Zn ＞ 鉛Pb ＞ 銀Ag となる。鉛よりもイオン化傾向が小さいものでは鉛を析出せず、鉛よりもイオン化傾向が大きいものは溶け出してイオンとなり、溶液中の鉛（Ⅱ）イオンが鉛として析出する。従って、銀は鉛を析出せず、亜鉛は鉛を析出する。

【23】1

〔解説〕A．凝固点。溶液の凝固では溶媒（水）だけが先に凝固するため、溶液（塩化ナトリウム）の濃度が増加し、溶液の凝固点降下が起こり右図のようにA’からA”へ凝固点がずれる。

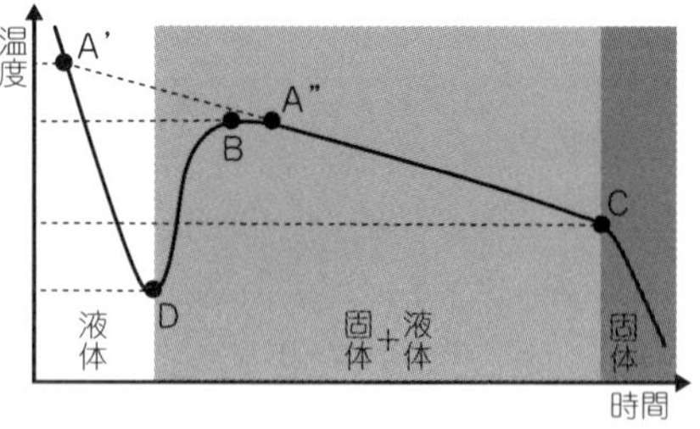

B．凝固点降下発生後の凝固点。A”と等しい。

C．塩化ナトリウム水溶液が完全に固体となった点。

D．過冷却（A'からDで、液体を冷却していくと凝固点を過ぎても液体の状態を保つこと）が進み、結晶核（結晶のもとになるもの）ができた点。結晶核ができると、凝固熱により急激に温度を上げる（DからA"＝B）。凝固点降下発生後の凝固点（A"＝B）に達すると、再度温度を下がっていき固体ができる。

【24】2

〔解説〕一般に、反応条件が同じ場合、活性化エネルギーが小さい反応ほど、反応速度は「大きい」。

1．20℃と60℃を絶対温度に換算すると、それぞれ293Kと333Kとなる。10Kごとに反応速度が3倍とすると、333−293＝40Kより、3^4倍＝81倍となる。

【25】2

〔解説〕1．第一級アルコールは、酸化すると「アルデヒド」になり、さらに酸化し続けるとカルボン酸になる。

3．エチレングリコールは「二価アルコール」であり、高沸点の油状の液体で、油脂を加水分解することによって得られる。

4．炭素数が「多い」アルコールは高級アルコールといい、水に「溶けにくい」。

【26】3

〔解説〕400mLを0.4Lと換算し、127℃は絶対温度400Kに変換しておく。求める分子量をxとすると、液体の物質量は1.0g／xと表せる。

気体の状態方程式　$PV = nRT$ より、

$8.3\times10^4\,\text{Pa}\times0.4\,\text{L} = (1.0/x)\times8.3\times10^3\,\text{Pa}\cdot\text{L}/(\text{mol}\cdot\text{K})\times400\,\text{K}$

$3.32\times10^4 x = 3320\times10^3$

$x = 3.32\times10^6/3.32\times10^4 \quad\Rightarrow\quad x = 100$

【27】1

〔解説〕黒鉛の燃焼熱の熱化学方程式は次のとおり。

C（黒鉛）＋O_2（気）＝CO_2（気）＋QakJ … ①

一酸化炭素の燃焼熱の熱化学方程式は次のとおり。

CO（気）＋1/2O_2（気）＝CO_2（気）＋QbkJ … ②

一酸化炭素の生成熱をQとすると、熱化学方程式は次のとおり。

C（黒鉛）＋1/2O_2（気）＝CO（気）＋QkJ … ③

①と②を用いて③を表すには、①と②に共通かつ③にない「CO_2（気）」を消去する。従って、①から②を引いている選択肢1が正しい。

※日本化学会の提案や学習指導要領の改訂により、熱化学方程式は廃止されて『エンタルピー変化』を使用するようになる。本書では今後の出題に反映されることを考慮して注意喚起を掲載する。なお、この問題は出題時のまま熱化学方程式を使用している。

【28】3

〔解説〕加える溶質の塩化ナトリウムの質量を x とする。

$$質量パーセント濃度 = \frac{溶質の質量\ (g)}{溶液の質量\ (g)} \times 100$$

$$12\% = \frac{x}{660 + x} \times 100$$

$$(660 + x) \times 12 = 100x$$

$$7920 + 12x = 100x$$

$$88x = 7920 \Rightarrow x = 90g$$

【29】3

〔解説〕硫(りゅう)化水素 H_2S によって、銅（Ⅱ）イオン Cu^{2+} は硫化銅（Ⅱ）CuS の黒色沈殿をつくる。

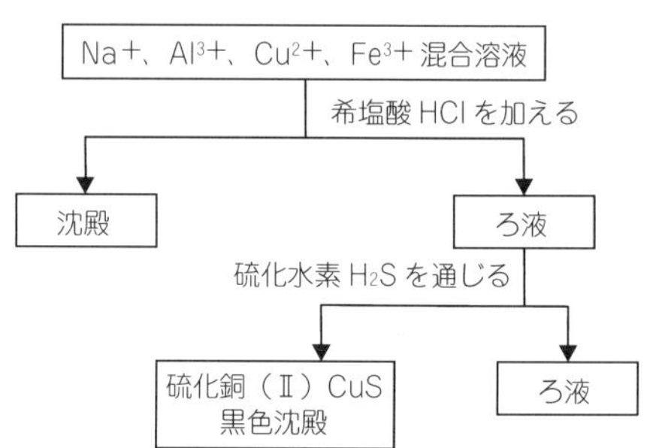

【30】4

〔解説〕1．アンモニア NH_3 の水素原子を炭化水素基で置き換えた化合物をアミンといい、特に芳香族の炭化水素基と結合したものを芳香族アミンという。

2．アセトン、アセトアルデヒド、エチルアルコールが、ヨードホルム反応を示す。

3．三重結合を有するアセチレンは、不飽和炭化水素なので付加反応を起こしやすい。

【31】4

〔解説〕単糖類のフルクトースは、酸を加えて加熱しても加水分解されない。

1＆3．スクロース、ラクトース…二糖類。加水分解され、１分子から２分子の単糖類を生じる。

2．セルロース…多糖類。加水分解され、１分子から多数の単糖類を生じる。

※以下、物質名のみ表示している場合は、その物質の化学式及び選択肢の内容に該当する物質名を表す。また、物質名の後に記載されている［　］は、物質を見分ける際に特徴となるキーワードを表す。

【32】A…3　B…2　C…1　D…4

〔解説〕A．重クロム酸アンモニウム $(NH_4)_2Cr_2O_7$［橙赤色の結晶］［酸性］［燃焼性］

B．四塩化炭素 CCl_4［特有の臭気］［無色の液体］［不燃性］

C．三塩化アンチモン $SbCl_3$［潮解性］［無色又は淡黄色の結晶］［空気中で発煙］

D．メチルアミン CH_3NH_2［アンモニア臭をもつ気体］［水に溶けやすい］

【33】A…4　B…3　C…2　D…1

〔解説〕A．クロロホルム $CHCl_3$［空気と日光によって分解］［少量のアルコールを加える］

B．ブロムメチル（臭化メチル）CH_3Br［圧縮冷却して液化］［圧縮容器］［冷暗所に貯蔵］

C．硝(しょう)酸第二水銀 $Hg(NO_3)_2$［潮解性］［密栓・遮光して貯蔵］

D．クロロプレン C_4H_5Cl［重合防止剤］［窒素置換］

【34】A…3　B…1　C…2　D…4

〔解説〕指定令第2条（劇物）第1項。

A．モルホリン C_4H_9NO…6％以下を含有するものは劇物から除外される。

B．一水素二弗(ふっ)化アンモニウム NH_4HF_2…4％以下を含有するものは劇物から除外される。

C．過酸化ナトリウム Na_2O_2…5％以下を含有するものは劇物から除外される。

D．3－（アミノメチル）ベンジルアミン $C_6H_4(CH_2NH_2)_2$…8％以下を含有するものは劇物から除外される。

【35】A…1　B…3　C…2　D…4

〔解説〕A．（トリクロロメチル）ベンゼン $C_6H_5CCl_3$

B．クロロホルム $CHCl_3$

C．2－クロロピリジン C_5H_4ClN

D．クロルピクリン CCl_3NO_2

【36】A…2　B…4　C…3　D…1

〔解説〕A．メタノール CH_3OH［麻酔状態］［視神経が侵される］［失明］

B．硝酸 HNO_3［皮膚に触れるとガスを発生］［組織ははじめ白く、しだいに深黄色］

C．モノフルオール酢酸ナトリウム $CH_2FCOONa$［TCAサイクル阻害作用］［胃の疼痛］［てんかん性痙攣(けいれん)］［チアノーゼ、血圧降下］

D．アニリン $C_6H_5NH_2$［メトヘモグロビン］［チアノーゼ］

令和4年度　三重

【37】A…3　B…2　C…4　D…1

〔解説〕A．ホスホン酸H_3PO_3［塩化ビニル安定剤］［ポリエステルフィルムの表面処理剤］

B．二硫化炭素CS_2［ビスコース人絹（ビスコースレーヨン）の製造］

C．２－(ジメチルアミノ)エタノール$C_4H_{11}NO$［水溶性塗料用樹脂可溶化剤］［発泡触媒］

D．ヘキサン－1，6－ジアミン$C_6H_{16}N_2$［ナイロン66の原料］［ウレタンの原料］

【38】A…3　B…4　C…1　D…2

〔解説〕A．塩化亜鉛$ZnCl_2$［硝酸銀を加える］［白色の沈殿］

B．ナトリウムNa［白金線］［溶融炎］［炎の色は黄色］［コバルトの色ガラス］［炎は見えなくなる］

C．アニリン$C_6H_5NH_2$［さらし粉］［紫色］

D．メチルスルホナール$C_8H_{18}O_4S_2$［木炭とともに熱する］［メルカプタンの臭気］

【39】A…1　B…3　C…4　D…2

〔解説〕A．五酸化二砒素As_2O_5…沈殿隔離法。

B．四弗化硫黄SF_4…分解沈殿法。

C．塩化ホスホリル$POCl_3$…アルカリ法。

D．亜塩素酸ナトリウム$NaClO_2$…還元法。

【40】A…4　B…2　C…1　D…3

〔解説〕A．クロルピクリン$CCl_3(NO_2)$［多量の活性炭又は消石灰を散布して覆う］［専門家の指示により処理］

B．過酸化ナトリウムNa_2O_2［発火のおそれ］［多量の水に溶かして処理］

C．トルエン$C_6H_5CH_3$［液の表面を泡で覆う］［できるだけ空容器に回収］

D．キノリンC_9H_7N［密閉可能な空容器にできるだけ回収］［中性洗剤等の分散剤］

【41】A…2　B…3　C…1　D…3

〔解説〕施行規則第13条の６（毒物又は劇物を運搬する車両に備える保護具）、別表第５。

A．ニトロベンゼン$C_6H_5NO_2$…保護手袋、保護長ぐつ、保護衣、（A：有機ガス用防毒マスク）。

B＆D．黄燐P_4、ジメチル硫酸$(CH_3)_2SO_4$…保護手袋、保護長ぐつ、保護衣、（B＆D：酸性ガス用防毒マスク）。

C．過酸化水素H_2O_2及びこれを含有する製剤（過酸化水素６％以下を含有するものを除く。）…保護手袋、保護長ぐつ、保護衣、（C：保護眼鏡）。

9 令和４年度（2022年） 岐阜県

〔毒物及び劇物に関する法規〕

【１】法の「目的」、毒物の「定義」及び「毒物又は劇物の取扱」に関する記述について、（　）内に当てはまる語句として、正しいものの組み合わせを一つ選びなさい。

〈目的〉

第１条　この法律は、毒物及び劇物について、保健衛生上の見地から必要な（A）を行うことを目的とする。

〈定義〉

第２条　この法律で「毒物」とは、別表第１に掲げる物であって、医薬品及び（B）以外のものをいう。

〈毒物又は劇物の取扱〉

第11条

4　毒物劇物営業者及び特定毒物研究者は、毒物又は厚生労働省令で定める劇物については、その容器として、（C）の容器として通常使用される物を使用してはならない。

	A	B	C
1.	対策	化粧品	医薬品
2.	対策	医薬部外品	飲食物
3.	取締	化粧品	飲食物
4.	取締	医薬部外品	飲食物
5.	取締	化粧品	医薬品

【２】特定毒物に指定されていないものを一つ選びなさい。

1. 水銀
2. 四アルキル鉛
3. モノフルオール酢酸
4. モノフルオール酢酸アミド
5. ジメチルパラニトロフェニルチオホスフェイト

【３】法の「禁止規定」に関する記述について、（　）内に当てはまる語句として、正しいものの組み合わせを一つ選びなさい。

〈禁止規定〉

第３条

３　毒物又は劇物の販売業の登録を受けた者でなければ、毒物又は劇物を販売し、（A）し、又は販売若しくは（A）の目的で（B）し、運搬し、若しくは（C）してはならない。

	A	B	C
□ 1．	譲渡	保管	所持
2．	授与	保管	陳列
3．	授与	貯蔵	陳列
4．	授与	貯蔵	所持
5．	譲渡	貯蔵	陳列

【４】特定毒物研究者に関する記述の正誤について、正しいものの組み合わせを一つ選びなさい。

A．特定毒物研究者は、特定毒物を製造及び輸入することができる。

B．特定毒物研究者は、特定毒物を学術研究以外の用途に供することができる。

C．特定毒物研究者は、特定毒物使用者に対し、その者が使用することができる特定毒物を譲り渡すことができる。

	A	B	C
□ 1．	正	正	正
2．	正	正	誤
3．	正	誤	正
4．	誤	正	正
5．	誤	誤	正

【５】法第３条の３及び政令第32条の２の規定により、興奮、幻覚又は麻酔の作用を有する毒物又は劇物（これらを含有する物を含む。）であって、みだりに摂取し、若しくは吸入し、又はこれらの目的で所持してはならないものとして定められているものを一つ選びなさい。

□ 1．クロロホルム　2．トルエン　3．キノリン
4．ピクリン酸　5．キシレン

令和４年度　岐阜

【6】毒物劇物営業者の登録に関する記述の正誤について、正しいものの組み合わせを一つ選びなさい。

A．毒物又は劇物の製造業の登録は、５年ごとに更新を受けなければ、その効力を失う。

B．毒物又は劇物の販売業の登録は、５年ごとに更新を受けなければ、その効力を失う。

C．毒物又は劇物の販売業の登録は、一般販売業、農業用品目販売業及び特定品目販売業の３種類がある。

	A	B	C
☐ 1．	正	正	正
2．	正	正	誤
3．	正	誤	正
4．	誤	正	正
5．	誤	誤	正

【7】毒物又は劇物の販売業の店舗の設備の基準に関する記述の正誤について、正しいものの組み合わせを一つ選びなさい。

A．毒物又は劇物の貯蔵設備は、毒物又は劇物とその他の物とを区分して貯蔵できるものであること。

B．毒物又は劇物を貯蔵する場所にかぎをかける設備があること。ただし、その場所が性質上かぎをかけることができないものであるときは、その周囲に、堅固なさくが設けてあること。

C．毒物又は劇物を陳列する場所にかぎをかける設備があること。

	A	B	C
☐ 1．	正	正	正
2．	正	正	誤
3．	正	誤	正
4．	誤	正	正
5．	誤	誤	正

【8】毒物劇物取扱責任者に関する記述の正誤について、正しいものの組み合わせを一つ選びなさい。

A．岐阜県知事が行う毒物劇物取扱者試験に合格した者は、すべての都道府県において毒物劇物取扱責任者となることができる。

B．毒物劇物営業者は、毒物劇物取扱責任者を変更したときは、50日以内に、その毒物劇物取扱責任者の氏名を届け出なければならない。

C．農業用品目毒物劇物取扱者試験に合格した者は、特定品目販売業の店舗において、毒物劇物取扱責任者となることができる。

	A	B	C
☐ 1．	正	正	誤
2．	正	誤	誤
3．	正	誤	正
4．	誤	誤	正
5．	誤	正	誤

【9】毒物劇物取扱責任者の資格に関する記述の正誤について、正しいものの組み合わせを一つ選びなさい。

A．18歳未満の者は、毒物劇物取扱者試験に合格しても、毒物劇物取扱責任者になることができない。

B．厚生労働省令で定める学校で、応用化学に関する学課を修了した者は、毒物劇物取扱責任者になることができる。

C．毒物又は劇物の販売業の店舗において、５年以上毒物又は劇物を取り扱う業務に従事した者は、毒物劇物取扱責任者になることができる。

	A	B	C
☐ 1．	正	正	誤
2．	正	誤	誤
3．	正	誤	正
4．	誤	誤	正
5．	誤	正	誤

【10】法第10条の規定により、毒物劇物営業者が30日以内に届け出なければならない事項に関する記述について、正しいものの組み合わせを一つ選びなさい。

A．法人である毒物又は劇物の販売業者が、業務を行う役員を変更したとき。

B．毒物又は劇物の輸入業者が、主たる事務所の電話番号を変更したとき。

C．毒物又は劇物の販売業者が、店舗における営業を廃止したとき。

D．毒物の製造業者が、登録に係る毒物の品目の製造を廃止したとき。

☐ 1．A、B　2．A、C　3．A、D

4．B、C　5．C、D

【11】毒物又は劇物の表示に関する記述の正誤について、正しいものの組み合わせを一つ選びなさい。

A．毒物又は劇物の容器及び被包には、「医薬用外」の文字を表示しなければならない。

B．毒物の容器及び被包には、黒地に白色をもって「毒物」の文字を表示しなければならない。

C．劇物の容器及び被包には、白地に赤色をもって「劇物」の文字を表示しなければならない。

☐

	A	B	C
1．	正	正	誤
2．	正	誤	誤
3．	正	誤	正
4．	誤	誤	正
5．	誤	正	誤

【12】燐(りん)化亜鉛を含有する製剤たる劇物を農業用として販売する場合の着色の方法として、正しいものを一つ選びなさい。

☐ 1．あせにくい緑色で着色する。

2．あせにくい青色で着色する。

3．あせにくい赤色で着色する。

4．あせにくい黒色で着色する。

5．あせにくい黄色で着色する。

【13】法の「毒物又は劇物の譲渡手続」に関する記述について、（　）内に当てはまる語句として、正しいものの組み合わせを一つ選びなさい。

〈毒物又は劇物の譲渡手続〉

第14条　毒物劇物営業者は、毒物又は劇物を他の毒物劇物営業者に販売し、又は授与したときは、その都度、次に掲げる事項を書面に記載しておかなければならない。

一　毒物又は劇物の名称及び（A）

二　販売又は授与の（B）

三　譲受人の氏名、（C）及び住所（法人にあっては、その名称及び主たる事務所の所在地）

	A	B	C
☐ 1．	成分	目的	年齢
2．	成分	年月日	年齢
3．	数量	年月日	年齢
4．	数量	年月日	職業
5．	数量	目的	職業

【14】毒物又は劇物の交付の制限等に関する記述の正誤について、正しいものの組み合わせを一つ選びなさい。

A．毒物劇物営業者は、毒物又は劇物を18歳の者に交付してはならない。

B．毒物劇物営業者は、毒物又は劇物を麻薬、大麻、あへん又は覚せい剤の中毒者に交付してはならない。

C．毒物劇物営業者は、ナトリウムの交付を受ける者の氏名及び住所を確認したときは、確認に関する事項を記載した帳簿を、最終の記載をした日から３年間、保存しなければならない。

	A	B	C
☐ 1．	正	正	誤
2．	正	誤	誤
3．	正	正	正
4．	誤	誤	正
5．	誤	正	誤

【15】政令の毒物又は劇物の「廃棄の方法」に関する記述について、（　）内に当てはまる語句として、正しいものの組み合わせを一つ選びなさい。

〈廃棄の方法〉

第40条　法第15条の２の規定により、毒物若しくは劇物又は法第11条第２項に規定する政令で定める物の廃棄の方法に関する技術上の基準を次のように定める。

一　中和、（A）、酸化、（B）、（C）その他の方法により、毒物及び劇物並びに法第11条第２項に規定する政令で定める物のいずれにも該当しない物とすること。

	A	B	C
☐ 1．	熱分解	燃焼	放流
2．	熱分解	燃焼	稀釈
3．	熱分解	還元	分離
4．	加水分解	燃焼	分離
5．	加水分解	還元	稀釈

【16】規則第13条の５の規定により、水酸化ナトリウム30％を含有する液体状の製剤を、車両を使用して１回につき5,000kg以上運搬する場合、車両の前後の見やすい箇所に掲げなければならない標識として、正しいものを一つ選びなさい。

☐ 1．0.3m平方の板に地を黒色、文字を白色として「毒」と表示

2．0.3m平方の板に地を赤色、文字を白色として「毒」と表示

3．0.3m平方の板に地を白色、文字を黒色として「毒」と表示

4．0.3m平方の板に地を白色、文字を赤色として「毒」と表示

5．0.3m平方の板に地を黒色、文字を黄色として「毒」と表示

【17】政令第40条の９及び規則第13条の12の規定により、毒物劇物営業者が毒物又は劇物を販売し、又は授与する時までに、譲受人に対して提供しなければならない情報の内容として、正しいものの組み合わせを一つ選びなさい。

A．応急措置

B．火災時の措置

C．有効期限

D．紛失時の連絡先

☐ 1．A、B　　2．A、C　　3．A、D

4．B、C　　5．B、D

【18】毒物又は劇物の事故の際の措置に関する記述の正誤について、正しいものの組み合わせを一つ選びなさい。

A．毒物劇物営業者は、その取扱いに係る毒物又は劇物が地下に染み込んだ場合において、不特定又は多数の者について保健衛生上の危害が生ずるおそれがあるときは、直ちに、その旨を保健所、警察署又は消防機関に届け出なければならない。

B．毒物劇物営業者は、その取扱いに係る毒物又は劇物が流れ出した場合において、不特定又は多数の者について保健衛生上の危害が生ずるおそれがあるときは、直ちに、保健衛生上の危害を防止するために必要な応急の措置を講じなければならない。

C．毒物劇物営業者は、その取扱いに係る毒物又は劇物が盗難にあい、又は紛失したときは、直ちに、その旨を警察署に届け出なければならない。

	A	B	C
☑ 1．	正	正	正
2．	正	正	誤
3．	正	誤	正
4．	誤	正	正
5．	誤	誤	正

【19】法第22条第１項並びに政令第41条及び第42条の規定により、業務上取扱者としての届出が必要な者として、正しいものを一つ選びなさい。

☑ 1．水酸化ナトリウムを使用する金属熱処理事業者
2．燐(りん)化亜鉛を使用する野ねずみの防除を行う事業者
3．砒(ひ)素化合物たる毒物を使用するしろありの防除を行う事業者
4．めっき液として硫酸を使用する電気めっき事業者
5．クロム酸塩類を使用する金属熱処理事業者

【20】過酸化水素及びこれを含有する製剤（過酸化水素６％以下を含有するものを除く。）を、車両を使用して、１回につき5,000kg以上運搬する場合、車両に備えなければならない保護具として、規則別表第５に定められているものを一つ選びなさい。

☐ 1．保護手袋、保護長ぐつ、保護衣、酸性ガス用防毒マスク
2．保護手袋、保護長ぐつ、保護衣、有機ガス用防毒マスク
3．保護手袋、保護長ぐつ、保護衣、普通ガス用防毒マスク
4．保護手袋、保護長ぐつ、保護眼鏡、普通ガス用防毒マスク
5．保護手袋、保護長ぐつ、保護衣、保護眼鏡

〔基礎化学〕

【21】0.01mol/Lの水酸化ナトリウム水溶液のpHを一つ選びなさい。ただし、水溶液の温度は25℃、電離度は１とする。

☐ 1．10　2．11　3．12
4．13　5．14

【22】無極性分子であるものを一つ選びなさい。

☐ 1．H_2O　2．NaCl　3．NH_3
4．CO_2　5．SO_2

【23】次の記述について、無色・無臭の気体が発生するものの組み合わせを一つ選びなさい。

A．ギ酸に濃硫酸を加えて加熱する。
B．亜硫酸ナトリウムに希硫酸を加える。
C．過酸化水素水に酸化マンガン（Ⅳ）を加える。
D．硫化鉄（Ⅱ）に希塩酸を加える。

☐ 1．A、B　2．A、C　3．B、C
4．B、D　5．C、D

【24】100kPaの空気２m^3について、温度が一定の状態で200kPaにしたときの体積を一つ選びなさい。

☐ 1．0.5m^3　2．１m^3　3．２m^3
4．３m^3　5．４m^3

【25】芳香族化合物でないものを一つ選びなさい。

☐ 1．アニリン　2．フェノール　3．トルエン
4．アセトン　5．キシレン

【26】次の記述の正誤について、正しいものの組み合わせを一つ選びなさい。

A．アルミニウムとマグネシウムは、同じ周期の元素である。

B．酸素とリンは、同族元素である。

C．カリウムとナトリウムは、同族元素である。

	A	B	C
☐ 1．	正	正	正
2．	正	誤	正
3．	正	誤	誤
4．	誤	正	正
5．	誤	正	誤

【27】水100gに塩化ナトリウム1.17gを溶かした水溶液の質量モル濃度を一つ選びなさい。ただし、質量数は、H＝1、C＝12、O＝16、Na＝23、S＝32、Cl＝35.5とする。

☐ 1．0.1mol/kg　2．0.2mol/kg　3．0.5mol/kg
4．1.0mol/kg　5．2.0mol/kg

【28】炭素原子のL殻に含まれる電子の数を一つ選びなさい。

☐ 1．2　2．3　3．4
4．5　5．6

【29】金属の反応に関する記述について、正しいものの組み合わせを一つ選びなさい。

A．亜鉛に塩酸を加えると、水素を発生する。

B．銅に希塩酸を加えると、水素を発生する。

C．カルシウムは、水と反応して水素を発生する。

D．金は、熱濃硫酸と反応して溶ける。

☐ 1．A、B　2．A、C　3．B、C
4．B、D　5．C、D

【30】炎色反応で緑色を呈するものを一つ選びなさい。

☐ 1．Na　　2．Li　　3．Ca
4．Sr　　5．Cu

〔実地（性質・貯蔵・取扱い方法等）〕

【31】キシレンに関する記述について、正しいものの組み合わせを一つ選びなさい。

A．白色又は無色の固体である。
B．蒸気は空気と混合して爆発性混合ガスとなり、引火しやすい。
C．腐食性が強く、皮膚に触れると激しいやけどを起こす。
D．芳香族炭化水素特有の臭いを有する。

☐ 1．A、B　　2．A、C　　3．A、D
4．B、D　　5．C、D

【32】アンモニアに関する記述の正誤について、正しいものの組み合わせを一つ選びなさい。

A．刺激臭のある無色の気体である。
B．圧縮すると常温でも容易に液化する。
C．水に可溶であるが、エタノールには不溶である。

	A	B	C
☐ 1．	正	正	正
2．	正	正	誤
3．	正	誤	正
4．	誤	正	誤
5．	誤	誤	正

【33】次の物質の性状として、最も適当なものをそれぞれ一つ選びなさい。

☐ A．クラーレ
☐ B．塩化第一銅
☐ C．硫酸タリウム
☐ D．キノリン
☐ E．セレン

1．無色の結晶で、水に難溶、熱湯に可溶である。農業用劇物として販売されている製剤は、あせにくい黒色で着色されている。
2．白色又は帯灰白色の結晶性粉末である。空気で酸化されやすく緑色となり、光により褐色を呈する。
3．無色又は淡黄色の不快臭の吸湿性の液体である。熱水、アルコール、エーテル、二硫化炭素に溶ける。
4．黒又は黒褐色の塊状あるいは粒状である。猛毒性アルカロイドを含有する。
5．灰色の金属光沢を有するペレット又は黒色の粉末で、水に溶けないが、硫酸に溶ける。

【34】次の物質の貯蔵方法として、最も適当なものをそれぞれ一つ選びなさい。

☐ A．シアン化カリウム
☐ B．過酸化水素水
☐ C．黄燐（りん）
☐ D．カリウム

1．純品は空気と日光によって変質するので、少量のアルコールを加えて分解を防止し、冷暗所に貯蔵する。
2．空気に触れると発火しやすいので、水中に沈めて瓶に入れ、さらに砂を入れた缶中に固定して、冷暗所に保管する。
3．少量ならばガラス瓶、多量ならばブリキ缶又は鉄ドラムを用い、酸類とは離して、風通しのよい乾燥した冷所に密封して保存する。
4．空気中にそのまま貯蔵することはできないので、通常、石油中に貯蔵し、水分の混入、火気を避ける。
5．少量ならば褐色ガラス瓶、多量ならばカーボイなどを使用し、3分の1の空間を保って、日光の直射をさけ、冷所に、有機物、金属塩と引き離して貯蔵する。

【35】次の物質の主な用途として、最も適当なものをそれぞれ一つ選びなさい。

☐ A．クロルエチル

☐ B．サリノマイシンナトリウム

☐ C．ベタナフトール

☐ D．燐（りん）化亜鉛

1．飼料添加剤（抗コクシジウム剤）
2．染料製造原料、防腐剤
3．合成化学工業でのアルキル化剤
4．ロケット燃料
5．殺鼠（そ）剤

【36】次の物質の毒性として、最も適当なものをそれぞれ一つ選びなさい。

☐ A．しきみの実

☐ B．S－メチル－N－［(メチルカルバモイル)－オキシ］－チオアセトイミデート（別名：メトミル）

☐ C．ジメチル硫酸

☐ D．メタノール

☐ E．水銀

1．経口摂取した場合、腹痛、嘔吐、瞳孔縮小、チアノーゼ、顔面蒼白、発作性の痙攣などの症状を呈し、ついで全身の麻痺、昏睡状態におちいる。
2．吸入した場合、倦怠感、頭痛、めまい、吐き気、嘔吐、腹痛、下痢、多汗等の症状を呈し、重症の場合には、縮瞳、意識混濁、全身痙攣等を起こすことがある。
3．多量に蒸気を吸入した場合の急性中毒の特徴は、呼吸器、粘膜を刺激し、重症の場合には、肺炎を起こすことがある。
4．頭痛、めまい、嘔吐、下痢、腹痛などの症状を呈し、致死量に近ければ麻酔状態になり、視神経がおかされ、目がかすみ、失明することがある。
5．皮膚に触れた場合、発赤、水ぶくれ、痛覚喪失、やけどを起こす。また、皮膚から吸収され全身中毒を起こす。

【37】次の物質の鑑別方法について、最も適当なものをそれぞれ一つ選びなさい。

☐ A．ニコチン

☐ B．塩酸

☐ C．アニリン

1．この物質のエーテル溶液に、ヨードのエーテル溶液を加えると、褐色の液状沈殿を生じ、これを放置すると赤色針状結晶となる。
2．この物質に硝酸銀溶液を加えると、白い沈殿を生じる。沈殿を分取し、この一部に希硝酸を加えても溶けない。また、他の一部に過量のアンモニア試液を加えるとき、溶ける。
3．この物質をアルコール性の水酸化カリウムと銅紛とともに煮沸すると、黄赤色の沈殿を生成する。
4．この物質の水溶液にさらし粉を加えると、紫色を呈する。
5．この物質より発生した気体は、5～10％硝酸銀溶液を吸着させた濾（ろ）紙を黒変させる。

【38】次の物質の廃棄方法について、最も適当なものをそれぞれ一つ選びなさい。

☐ A．塩素酸ナトリウム

☐ B．砒（ひ）素

☐ C．塩化亜鉛

☐ D．水酸化ナトリウム

1．水に溶かし、水酸化カルシウム、炭酸カルシウム等の水溶液を加えて処理し、沈殿濾（ろ）過して埋立処分する。
2．セメントを用いて固化し、溶出試験を行い、溶出量が判定基準以下であることを確認して埋立処分する。
3．ナトリウム塩とした後、活性汚泥で処理する。
4．水を加えて希薄な水溶液とし、酸（希塩酸、希硫酸等）で中和させた後、多量の水で希釈して処理する。
5．還元剤（例えばチオ硫酸ナトリウム等）の水溶液に希硫酸を加えて酸性にし、この中に少量ずつ投入する。反応終了後、反応液を中和し、多量の水で希釈して処理する。

【39】次の物質の漏えい時の措置として、最も適当なものをそれぞれ一つ選びなさい。

☐ A．塩素

☐ B．ニトロベンゼン

☐ C．硫酸

1．少量の場合、漏えいした液は、多量の水を用いて洗い流すか、又は土砂やおが屑等に吸着させて空容器に回収し、安全な場所で焼却する。

2．少量の場合、漏えいした箇所や漏えいした液には水酸化カルシウムを十分に散布して吸収させる。多量にガスが噴出した場所には、遠くから霧状の水をかけて吸収させる。

3．少量の場合、漏えいした液は、土砂等に吸着させて取り除くか、又はある程度水で徐々に希釈した後、水酸化カルシウム、炭酸ナトリウム等で中和し、多量の水で洗い流す。

4．多量の場合、漏えいした液は、土砂等でその流れを止め、安全な場所に導き、液の表面を泡で覆い、できるだけ空容器に回収する。

5．少量の場合、漏えいした液は、布で拭き取るか、又はそのまま風にさらして蒸発させる。多量の場合、漏えいした液は、土砂等でその流れを止め、多量の活性炭又は水酸化カルシウムを散布して覆い、至急関係先に連絡し専門家の指示により処理する。

▶▶正解&解説

【1】4

〔解説〕A．取締法第1条（取締法の目的）。

B．取締法第2条（定義）第1項。

C．取締法第11条（毒物又は劇物の取扱い）第4項。

【2】1

〔解説〕取締法別表第1、第3。水銀は毒物に指定されている。

【3】3

〔解説〕取締法第3条（毒物劇物の禁止規定）第3項。

【4】3

〔解説〕A．取締法第3条の2（特定毒物の禁止規定）第1項、第2項。

B．特定毒物研究者は、特定毒物を学術研究以外の目的に使用してはならない。取締法第3条の2（特定毒物の禁止規定）第4項。

C．取締法第3条の2（特定毒物の禁止規定）第8項。

【5】2

〔解説〕取締法第3条の3（シンナー乱用の禁止）、施行令第32条の2（興奮、幻覚又は麻酔の作用を有する物）。トルエンのほか、酢酸エチル又はメタノール又はトルエンを含有するシンナー等が定められている。

【6】3

〔解説〕A&B．製造業又は輸入業の登録は5年ごとに、販売業の登録は6年ごとに更新を受けなければその効力を失う。取締法第4条（営業の登録）第3項。

C．取締法第4条の2（販売業の登録の種類）各号。

【7】1

〔解説〕A&B．施行規則第4条の4（製造所等の設備）第1項第2号イ、ニ、ホ、第2項。

C．施行規則第4条の4（製造所等の設備）第1項第3号、第2項。

【8】2

〔解説〕A．合格した都道府県とは異なる都道府県においても、毒物劇物取扱責任者となることができる。取締法第8条（毒物劇物取扱者試験の資格）第1項第3号。

B．「50日以内」⇒「30日以内」。取締法第7条（毒物劇物取扱責任者）第3項。

C．農業用品目毒物劇物取扱者試験に合格した者は、農業用品目販売業の登録を受けた店舗でのみ、毒物劇物取扱責任者となることができる。取締法第8条（毒物劇物取扱者試験の種類）第4項。

【9】1

〔解説〕A．取締法第8条（毒物劇物取扱責任者の資格）第2項第1号。

Ｂ＆Ｃ．実務経験の有無は問わない。①薬剤師、②厚生労働省令で定める学校で応用化学に関する学課を修了した者、③都道府県知事が行う毒物劇物取扱者試験に合格した者が、毒物劇物取扱責任者になることができる。取締法第８条（毒物劇物取扱責任者の資格）第１項第１～３号。

【10】５

〔解説〕Ａ＆Ｂ．届け出なければならない事項に規定されていない。

Ｃ．取締法第10条（届出）第１項第４号。

Ｄ．取締法第10条（届出）第１項第３号、施行規則第10条の２（営業者の届出事項）第２号。

【11】３

〔解説〕取締法第12条（毒物又は劇物の表示）第１項。

Ｂ．「黒地」⇒「赤地」。

【12】４

〔解説〕取締法第13条（農業用の劇物）、施行令第39条（着色すべき農業用劇物）第２号、施行規則第12条（農業用劇物の着色方法）。

【13】４

〔解説〕取締法第14条（毒物又は劇物の譲渡手続）第１項第１～３号。

【14】５

〔解説〕Ａ＆Ｂ．毒物劇物営業者は、18歳未満の者、麻薬、大麻、あへん又は覚せい剤の中毒者に毒物又は劇物を交付してはならない。従って、18歳の者には交付できる。取締法第15条（毒物又は劇物の交付の制限等）第１項第１～３号。

Ｃ．「３年間」⇒「５年間」。取締法第15条（毒物又は劇物の交付の制限等）第２項～第４項、取締法第３条の４（爆発性がある毒物劇物の所持禁止）、施行令第32条の３（発火性又は爆発性のある劇物）。

【15】５

〔解説〕施行令第40条（廃棄の方法）第１～４号。廃棄方法の［中和］［加水分解］［酸化］［還元］［稀釈］の５項目は覚えておく必要がある。

【16】１

〔解説〕施行令第40条の５（運搬方法）第２項第２号、施行規則第13条の５（毒物又は劇物を運搬する車両に掲げる標識）。

【17】１

〔解説〕Ａ＆Ｂ．施行令第40条の９（毒物劇物営業者等による情報の提供）第１項、施行規則第13条の12（毒物劇物営業者等による情報の提供）第４～５号。

Ｃ＆Ｄ．規定されていない。

【18】1

〔解説〕A＆B．取締法第17条（事故の際の措置）第１項。

C．取締法第17条（事故の際の措置）第２項。

【19】3

〔解説〕取締法第22条（業務上取扱者の届出等）第１項、施行令第41条、第42条（業務上取扱者の届出）各号。

1＆4＆5．無機シアン化合物たる毒物及びこれを含有する製剤を使用して金属熱処理や電気めっきを行う場合は、業務上取扱者の届出が必要となる。

2．業務上取扱者の届出は必要ない。

【20】5

〔解説〕施行令第40条の５（運搬方法）第２項第３号、施行規則第13条の６（毒物又は劇物を運搬する車両に備える保護具）、別表第５。

1．黄燐などを運搬する場合に、車両に備えなければならない保護具である。

2．アクリルニトリルなどを運搬する場合に、車両に備えなければならない保護具である。

3．塩素などを運搬する場合に、車両に備えなければならない保護具である。

【21】3

〔解説〕電離度とは、電解質のうち電離しているものの割合を示し、電離度が１の場合は水に溶解した電解質のうちの全てが電離していることになる。

水酸化ナトリウム水溶液中の水酸化物イオン濃度［OH^-］は電離度１より、

$1 \times 0.01\text{mol/L} = 0.01 = 1.0 \times 10^{-2}\text{mol/L}$となる。

水のイオン積［H^+］［OH^-］$= 1.0 \times 10^{-14}(\text{mol/L})^2$より、水素イオン濃度は、

$$[H^+] = \frac{1.0 \times 10^{-14}(\text{mol/L})^2}{1.0 \times 10^{-2}\text{mol/L}} = 1.0 \times 10^{-12}\text{mol/L} \quad \Rightarrow \text{pH} = 12 \text{となる。}$$

【22】4

〔解説〕二酸化炭素CO_2は直線形の無極性分子である。

1＆3＆5．水H_2O（折れ線形）、アンモニアNH_3（三角錐形）、二酸化硫黄SO_2（折れ線形）は、いずれも極性分子である。

2．塩化ナトリウム$NaCl$は分子ではなく、イオン結晶である。

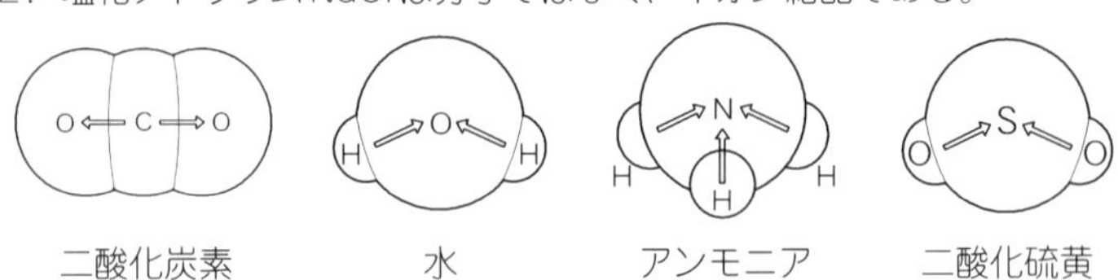

二酸化炭素　水　アンモニア　二酸化硫黄

【23】2

〔解説〕A．$HCOOH \longrightarrow H_2O + CO$　発生する一酸化炭素COは無色・無臭の気体である。濃硫酸は触媒なので反応式には表記されない。

B．$Na_2SO_3 + H_2SO_4 \longrightarrow Na_2SO_4 + H_2O + SO_2$　二酸化硫黄SO_2は刺激臭を有する無色の気体である。

C．$2H_2O_2 \longrightarrow 2H_2O + O_2$　発生する酸素O_2は無色・無臭の気体である。酸化マンガン（Ⅳ）は触媒なので反応式には表記されない。

D．$FeS + 2HCl \longrightarrow FeCl_2 + H_2S$　発生する硫化水素H_2Sは腐卵臭を有する無色の気体である。

【24】2

〔解説〕ボイル・シャルルの法則より、一定物質量の気体の体積は圧力に反比例し、絶対温度に比例する。求める体積をx m^{3}とすると、次の式が成り立つ。

100kPa × 2 m^3＝200kPa × x m^3　⇒　$200x$ ＝200　⇒　x ＝ 1 m^3

【25】4

〔解説〕アセトンCH_3COCH_3は、最も簡単な構造のケトンである。ケトンとは、カルボニル基＞C＝Oに二つの炭化水素基が結合した化合物をいう。

1～3＆5．アニリン$C_6H_5NH_2$、フェノールC_6H_5OH、トルエン$C_6H_5CH_3$、キシレン$C_6H_4(CH_3)_2$は、いずれもベンゼン環をもつ化合物なので、芳香族化合物である。

【26】2

〔解説〕A．アルミニウムAlとマグネシウムMgは第３周期元素である。

B．酸素Oは第16族元素、リンPは第15族元素である。

C．カリウムKとナトリウムNaは第１族元素（アルカリ金属）である。

【27】2

〔解説〕設問より塩化ナトリウムNaClの式量は、23＋35.5＝58.5、１mol＝58.5gとなるため、1.17gでは1.17／58.5＝0.02molとなる。

質量モル濃度は、溶媒（この場合は水）１kg中に溶けている溶質の物質量をいうので、100g＝0.1kgと換算する。

質量モル濃度（mol/kg）＝溶質の物質量（mol）／溶媒の質量（kg）より、0.02／0.1＝0.2mol/kg

【28】3

〔解説〕炭素$_6$Cは、K殻に２個、L殻に４個の電子が配置されているため、最外殻電子の数は４個である。

【29】2

〔解説〕A．$Zn + 2HCl \longrightarrow H_2 + ZnCl_2$　水素が発生する。

B．水素Hよりイオン化傾向の小さい銅Cuは、希塩酸や希硫酸とは反応しないが、酸化力の強い硝酸や熱濃硫酸などと反応し、水素以外の気体を発生する。

令和４年度　岐阜

C．$Ca + H_2O \longrightarrow Ca(OH)_2 + H_2$

D．イオン化傾向が銅Cuよりも更に小さい金Auは、化学的に極めて安定しており硝酸や熱濃硫(りゅう)酸とも反応しないが、王水には溶ける。

【30】5

〔解説〕炎色反応は次のとおり。Naナトリウム…黄色、Liリチウム…赤色、Caカルシウム…橙赤色、Srストロンチウム…紅（深赤）色、Cu銅…青緑色。

※以下、物質名の後に記載されている［　］は、物質を見分ける際に特徴となるキーワードを表す。

【31】4

〔解説〕キシレン$C_6H_4(CH_3)_2$［爆発性混合ガス］［芳香族炭化水素特有の臭い］

A＆C．無色透明の液体で、目、鼻、のどや皮膚を刺激するとともに、皮膚からも吸収され、深い麻酔状態に陥ることがある。

【32】2

〔解説〕アンモニアNH_3［刺激臭のある無色の気体］［圧縮すると常温でも容易に液化］

C．水やエタノールに可溶である。

【33】A…4　B…2　C…1　D…3　E…5

〔解説〕A．クラーレ$C_{39}H_{46}N_2O_5$［黒又は黒褐色の塊状あるいは粒状］［猛毒性アルカロイド］

B．塩化第一銅CuCl［白色又は帯灰白色の結晶性粉末］［酸化されやすい］［光により褐色］

C．硫酸タリウムTl_2SO_4［無色の結晶］［農業用劇物はあせにくい黒色］

D．キノリンC_9H_7N［無色又は淡黄色］［不快臭］［吸湿性の液体］

E．セレンSe［灰色の金属光沢を有するペレット］［黒色の粉末］

【34】A…3　B…5　C…2　D…4

〔解説〕A．シアン化カリウムKCN［酸類とは離す］［乾燥した冷所に密封］

B．過酸化水素水H_2O_2 aq［少量ならば褐色ガラス瓶］［多量ならばカーボイ］［３分の１の空間を保つ］

C．黄燐(りん)P_4［水中に沈めて瓶に入れる］［砂を入れた缶中に固定］

D．カリウムK［石油中に貯蔵］［水分の混入、火気を避ける］

選択肢１は［純品は空気と日光によって変質］［少量のアルコールを加える］から、クロロホルム$CHCl_3$が考えられる。

【35】A…3　B…1　C…2　D…5

〔解説〕A．クロルエチルC_2H_5Cl［アルキル化剤］

B．サリノマイシンナトリウム$C_{42}H_{69}O_{11}Na$［飼料添加剤（抗コクシジウム剤）］

C．ベタナフトール$C_{10}H_7OH$［染料製造原料］［防腐剤］

D．燐化亜鉛Zn_3P_2［殺鼠剤］

選択肢４は［ロケット燃料］から、亜硝酸メチルCH_3NO_2やヒドラジンH_4N_2が考えられる。

【36】A…1　B…2　C…5　D…4　E…3

〔解説〕A．しきみの実$C_{15}H_{20}O_8$［チアノーゼ］［全身の麻痺］［昏睡状態］

B．メトミル$C_5H_{10}N_2O_2S$［多汗等の症状］［縮瞳］［全身痙攣］

C．ジメチル硫酸$(CH_3)_2SO_4$［皮膚から吸収され全身中毒］

D．メタノールCH_3OH［麻酔状態］［視神経がおかされる］［失明］

E．水銀Hg［呼吸器、粘膜を刺激］［肺炎］

【37】A…1　B…2　C…4

〔解説〕A．ニコチン$C_{10}H_{14}N_2$［ヨードのエーテル溶液］［褐色の液状沈殿］［赤色針状結晶］

B．塩酸HCl aq［硝酸銀溶液］［白い沈殿（塩化銀AgCl）］

C．アニリン$C_6H_5NH_2$［さらし粉］［紫色］

選択肢３は［水酸化カリウムと銅粉とともに煮沸］［黄赤色の沈殿］から、四塩化炭素CCl_4が考えられる。

選択肢５は［５～10％硝酸銀溶液を吸着させた濾紙を黒変］から、燐化アルミニウムAlPが考えられる。

【38】A…5　B…2　C…1　D…4

〔解説〕A．塩素酸ナトリウム$NaClO_3$…還元法。

B．砒素As…固化隔離法。

C．塩化亜鉛$ZnCl_2$…沈殿法。

D．水酸化ナトリウムNaOH…中和法。

選択肢３は、活性汚泥法で蓚酸$(COOH)_2 \cdot 2H_2O$を廃棄する方法である。

【39】A…2　B…1　C…3

〔解説〕A．塩素Cl_2［水酸化カルシウムを十分に散布して吸収］［遠くから霧状の水をかけて吸収］

B．ニトロベンゼン$C_6H_5NO_2$［土砂やおが屑等に吸着させて空容器に回収］［安全な場所で焼却］

C．硫酸H_2SO_4［水酸化カルシウム、炭酸ナトリウム等で中和］

選択肢４は［液の表面を泡で覆う］［できるだけ空容器に回収］から、キシレン$C_6H_4(CH_3)_2$やトルエン$C_6H_5CH_3$が考えられる。

選択肢５は［多量の活性炭又は水酸化カルシウムを散布して覆う］［専門家の指示により処理］から、クロルピクリン$CCl_3(NO_2)$が考えられる。

10 令和３年度（2021 年） 奈良県

〔毒物及び劇物に関する法規〕

【１】毒物及び劇物取締法の目的、又は毒物若しくは劇物の定義に関する記述について、正しいものの組み合わせを一つ選びなさい。

A. この法律は、毒物及び劇物について、犯罪防止上の見地から必要な取締を行うことを目的とする。

B. 毒物及び劇物取締法別表第１に掲げられている物であっても、医薬品又は医薬部外品に該当するものは、毒物から除外される。

C. 毒物及び劇物取締法別表第２に掲げられている物であっても、食品添加物に該当するものは劇物から除外される。

D. 特定毒物とは、毒物であって、毒物及び劇物取締法別表第３に掲げるものをいう。

☐ 1．A、B　2．A、C
3．B、D　4．C、D

【２】次の製剤のうち、劇物に該当するものとして、正しいものの組み合わせを一つ選びなさい。

A. 無水酢酸10％を含有する製剤

B. 沃化メチル10％を含有する製剤

C. メタクリル酸10％を含有する製剤

D. 硝酸10％を含有する製剤

☐ 1．A、B　2．A、C
3．B、D　4．C、D

【３】次のうち、特定毒物に該当するものとして、正しいものの組み合わせを一つ選びなさい。

A. 燐化亜鉛を含有する製剤

B. 燐化アルミニウム

C. モノフルオール酢酸アミドを含有する製剤

D. オクタメチルピロホスホルアミド

☐ 1．A、B　2．A、C
3．B、D　4．C、D

【4】毒物及び劇物取締法に関する記述の正誤について、正しい組み合わせを一つ選びなさい。

A．毒物又は劇物の輸入業の登録を受けた者でなければ、毒物又は劇物を販売又は授与の目的で輸入してはならない。

B．毒物劇物営業者は、その取扱いに係る毒物又は劇物が盗難にあい、又は紛失したときは、３日以内に、その旨を警察署に届け出なければならない。

C．毒物又は劇物の製造業の登録は、登録を受けた日から起算して５年ごとに、販売業の登録は、６年ごとに、更新を受けなければ、その効力を失う。

D．薬局の開設者は、毒物又は劇物の販売業の登録を受けなくても、毒物又は劇物を販売することができる。

	A	B	C	D
☐ 1．	誤	正	正	誤
2．	誤	正	誤	正
3．	正	誤	誤	正
4．	正	誤	正	誤
5．	誤	誤	正	正

【5】特定毒物研究者に関する記述の正誤について、正しい組み合わせを一つ選びなさい。

A．特定毒物を製造又は輸入することができる。

B．特定毒物を学術研究以外の目的にも使用することができる。

C．特定毒物を譲り受けることができるが、譲り渡すことはできない。

D．主たる研究所の所在地を変更した場合は、新たに許可を受けなければならない。

	A	B	C	D
☐ 1．	誤	正	正	誤
2．	誤	正	誤	正
3．	正	誤	誤	誤
4．	正	誤	正	誤
5．	誤	誤	正	正

【6】次のうち、毒物及び劇物取締法第３条の４に基づく、引火性、発火性又は爆発性のある毒物又は劇物であって政令で定めるものとして、正しいものの組み合わせを一つ選びなさい。

A．クロルピクリン

B．ナトリウム

C．亜硝酸ナトリウム

D．塩素酸塩類

☐ 1．A、B　　2．A、C
3．B、D　　4．C、D

【7】毒物及び劇物取締法第４条の規定に基づく登録又は同法第６条の２の規定に基づく許可に関する記述の正誤について、正しい組み合わせを一つ選びなさい。

A．毒物又は劇物の製造業の登録は、製造所ごとにその製造所の所在地の都道府県知事が行う。

B．毒物又は劇物の輸入業の登録は、営業所ごとに厚生労働大臣が行う。

C．毒物又は劇物の販売業の登録は、店舗ごとにその店舗の所在地の都道府県知事（その店舗の所在地が、保健所を設置する市又は特別区の区域にある場合においては、市長又は区長。）が行う。

D．特定毒物研究者の許可を受けようとする者は、その主たる研究所の所在地の都道府県知事（その主たる研究所の所在地が、指定都市の区域にある場合においては、指定都市の長。）に申請書を出さなければならない。

	A	B	C	D
☐ 1．	誤	正	正	誤
2．	誤	正	誤	正
3．	正	正	誤	誤
4．	誤	誤	正	誤
5．	正	誤	正	正

【8】毒物劇物営業者が行う手続きに関する記述の正誤について、正しい組み合わせを一つ選びなさい。

A．毒物劇物製造業者は、毒物又は劇物を製造し、貯蔵し、又は運搬する設備の重要な部分を変更する場合は、あらかじめ、登録の変更を受けなければならない。

B．毒物劇物輸入業者が、登録を受けた毒物又は劇物以外の毒物又は劇物を輸入したときは、輸入後30日以内に、その旨を届け出なければならない。

C．毒物劇物製造業者が、営業を廃止するときは、廃止する日の30日前までに届け出なければならない。

D．毒物劇物販売業者は、登録票の記載事項に変更を生じたときは、登録票の書換え交付を申請することができる。

	A	B	C	D
☐ 1．	誤	正	正	誤
2．	誤	誤	誤	正
3．	正	正	誤	誤
4．	正	誤	誤	正
5．	正	誤	正	正

【9】次のうち、毒物劇物製造業者が、その製造した塩化水素又は硫酸を含有する製剤である劇物（住宅用の洗剤で液状のものに限る。）を販売するときに、その容器及び被包に表示しなければならない事項として、正しいものの組み合わせを一つ選びなさい。

A．皮膚に触れた場合には、石けんを使ってよく洗うべき旨

B．居間等人が常時居住する室内では使用してはならない旨

C．眼に入った場合は、直ちに流水でよく洗い、医師の診断を受けるべき旨

D．小児の手の届かないところに保管しなければならない旨

☐ 1．A、B　　2．A、C

3．B、D　　4．C、D

【10】次のうち、毒物及び劇物取締法施行規則第４条の４に基づく、毒物劇物販売業の店舗の設備の基準として、正しいものの組み合わせを一つ選びなさい。

A．毒物又は劇物を陳列する場所は、換気が十分であり、かつ、清潔であること。

B．毒物又は劇物の運搬用具は、毒物又は劇物が飛散し、漏れ、又はしみ出るおそれがないものであること。

C．毒物又は劇物を含有する粉じん、蒸気又は廃水の処理に要する設備又は器具を備えていること。

D．毒物又は劇物を貯蔵する場所が性質上かぎをかけることができないものであるときは、その周囲に、堅固なさくが設けてあること。

☐ 1．A、B　2．A、C
3．B、D　4．C、D

【11】毒物劇物取扱責任者に関する記述の正誤について、正しい組み合わせを一つ選びなさい。

A．薬剤師は、毒物劇物取扱責任者になることができる。

B．毒物劇物営業者は、毒物劇物取扱責任者を置いたときは、30日以内に、都道府県知事（販売業にあってはその店舗の所在地が、保健所を設置する市又は特別区の区域にある場合においては、市長又は区長）に、その毒物劇物取扱責任者の氏名を届け出なければならない。

C．毒物劇物営業者は、自ら毒物劇物取扱責任者として毒物又は劇物による保健衛生上の危害の防止に当たることはできない。

D．毒物劇物営業者が毒物若しくは劇物の製造業、輸入業若しくは販売業のうち２以上を併せて営む場合において、その製造所、営業所若しくは店舗が互に隣接しているときは、毒物劇物取扱責任者は、これらの施設を通じて一人で足りる。

	A	B	C	D
☐ 1．	誤	正	正	誤
2．	誤	正	誤	正
3．	正	正	誤	正
4．	正	誤	正	正
5．	正	誤	正	誤

【12】次のうち、毒物及び劇物取締法第12条及び同法施行規則第11条の５の規定に基づき、毒物劇物営業者が、その容器及び被包に解毒剤の名称を表示しなければ、販売又は授与してはならない毒物又は劇物として、正しいものを一つ選びなさい。

☐ １．無機シアン化合物及びこれを含有する製剤たる毒物
２．セレン化合物及びこれを含有する製剤たる毒物
３．砒素化合物及びこれを含有する製剤たる毒物
４．有機シアン化合物及びこれを含有する製剤たる劇物
５．有機燐化合物及びこれを含有する製剤たる毒物及び劇物

【13】毒物及び劇物取締法第13条の規定に基づき、着色しなければ農業用として販売し、又は授与してはならないとされている劇物とその着色方法の組み合わせとして、正しいものを一つ選びなさい。

	着色すべき農業用劇物	着色方法
☐	１．硫酸タリウムを含有する製剤たる劇物	あせにくい赤色で着色
	２．燐化亜鉛を含有する製剤たる劇物	あせにくい黒色で着色
	３．シアナミドを含有する製剤たる劇物	あせにくい黒色で着色
	４．ナラシンを含有する製剤たる劇物	あせにくい赤色で着色
	５．ロテノンを含有する製剤たる劇物	あせにくい黒色で着色

【14】毒物及び劇物取締法第14条第１項の規定に基づき、毒物劇物営業者が、毒物又は劇物を他の毒物劇物営業者に販売したとき、書面に記載しておかなければならない事項として、正しいものの組み合わせを一つ選びなさい。

Ａ．販売の年月日
Ｂ．販売の方法
Ｃ．譲受人の住所（法人にあっては、その主たる事務所の所在地）
Ｄ．譲受人の年齢

☐ １．Ａ、Ｂ　　２．Ａ、Ｃ
３．Ｂ、Ｄ　　４．Ｃ、Ｄ

【15】次の記述は、毒物及び劇物取締法施行令第40条の6の条文である。（　）の中にあてはまる字句として、正しいものを一つ選びなさい。

（荷送人の通知義務）

第40条の6　毒物又は劇物を車両を使用して、又は鉄道によって運搬する場合で、当該運搬を他に委託するときは、その荷送人は、（A）に対し、あらかじめ、当該毒物又は劇物の（B）、成分及びその含量並びに数量並びに（C）を記載した書面を交付しなければならない。ただし、厚生労働省令で定める数量以下の毒物又は劇物を運搬する場合は、この限りでない。

2～4　略

	A	B	C
☐ 1．	運送人	名称	事故の際に講じなければならない応急の措置の内容
2．	運送人	用途	盗難の際に講じなければならない連絡の体制
3．	荷受人	用途	事故の際に講じなければならない応急の措置の内容
4．	荷受人	名称	盗難の際に講じなければならない連絡の体制
5．	荷受人	名称	事故の際に講じなければならない応急の措置の内容

【16】次の記述は、毒物及び劇物取締法第21条第1項の条文である。（　）の中にあてはまる字句として、正しいものを一つ選びなさい。

（登録が失効した場合等の措置）

第21条　毒物劇物営業者、特定毒物研究者又は特定毒物使用者は、その営業の登録若しくは特定毒物研究者の許可が効力を失い、又は特定毒物使用者でなくなったときは、（A）以内に、毒物劇物営業者にあってはその製造所、営業所又は店舗の所在地の都道府県知事（販売業にあってはその店舗の所在地が、保健所を設置する市又は特別区の区域にある場合においては、市長又は区長）に、特定毒物研究者にあってはその主たる研究所の所在地の都道府県知事（その主たる研究所の所在地が指定都市の区域にある場合においては、指定都市の長）に、特定毒物使用者にあっては、都道府県知事に、それぞれ現に所有する（B）の品名及び（C）を届け出なければならない。

2～4　略

	A	B	C
☐ 1．	30日	特定毒物	数量
2．	30日	毒物及び劇物	使用期限
3．	15日	特定毒物	数量
4．	15日	毒物及び劇物	使用期限
5．	15日	毒物及び劇物	数量

【17】毒物及び劇物取締法施行令第40条の９第１項の規定に基づき、毒物劇物営業者が譲受人に対し行う、販売又は授与する毒物又は劇物の情報提供に関する記述の正誤について、正しい組み合わせを一つ選びなさい。

A．「物理的及び化学的性質」を情報提供しなければならない。

B．情報提供は邦文で行わなければならない。

C．毒物劇物営業者に販売する場合には、必ず情報提供を行う必要がある。

D．１回につき200mg以下の劇物を販売又は授与する場合には、情報提供を行わなくてもよい。

	A	B	C	D
☐ 1．	誤	正	正	誤
2．	誤	正	誤	正
3．	正	正	誤	正
4．	正	誤	正	正
5．	正	誤	正	誤

【18】毒物及び劇物取締法第22条第１項の規定に基づき、都道府県知事（事業場等の所在地が保健所設置市又は特別区の場合においては、市長又は区長）に業務上取扱者の届出をしなければならない者として、正しいものの組み合わせを一つ選びなさい。

A．トルエンを使用して、塗装を行う事業者

B．四アルキル鉛を含有する製剤を、ガソリンへ混入する事業者

C．砒素化合物たる毒物を使用して、しろありの防除を行う事業者

D．最大積載量が5,000kgの大型自動車に固定された容器を用い、水酸化カリウム10％を含有する製剤で液体状のものを運送する事業者

☐ 1．A、B　　2．A、C
3．B、D　　4．C、D

令和３年度　奈良

【19】次の違法行為に対する法の罰則規定について、正しいものを一つずつ選びなさい。

☐ A．18歳未満の者に毒物又は劇物を交付した毒物劇物営業者

☐ B．トルエンを含有するシンナーを、みだりに吸入することの情を知って販売した者

1．３年以下の懲役若しくは200万円以下の罰金
2．２年以下の懲役若しくは100万円以下の罰金
3．１年以下の懲役若しくは50万円以下の罰金
4．６月以下の懲役若しくは50万円以下の罰金
5．30万円以下の罰金

〔基礎化学〕

【20】次の記述について、（　）の中に入れるべき字句のうち、正しいものを一つ選びなさい。

次のうち、核酸である物質は（　）である。

☐ 1．チアミン　2．シトルリン　3．アデニン
4．チロシン　5．グアニジン

【21】次の記述について、（　）の中に入れるべき字句のうち、正しいものを一つ選びなさい。

次のうち、Asの元素記号で表される元素は（　）である。

☐ 1．金　2．アンチモン　3．アスタチン
4．ヒ素　5．水銀

【22】次の記述について、（　）の中に入れるべき字句のうち、正しいものを一つ選びなさい。

次のうち、常温、常圧で空気より軽い気体は（　）である。

☐ 1．NH_3　2．CO_2　3．H_2S
4．HCl　5．SO_2

令和3年度　奈良

【23】次の記述について、（　）の中に入れるべき字句のうち、正しいものを一つ選びなさい。

次のうち、常温、常圧で無臭の物質は（　）である。

☐ 1．二酸化窒素　2．ギ酸　3．メタン
4．酪酸エチル　5．フッ化水素

【24】次の記述について、（　）の中に入れるべき字句のうち、正しいものを一つ選びなさい。

次のうち、硫化水素と反応した際、白色の沈殿物を生成する水溶液に含まれる金属イオンは（　）である。

☐ 1．Cu^{2+}　2．Cd^{2+}　3．Sn^{2+}
4．Zn^{2+}　5．Mn^{2+}

【25】次の記述について、（　）の中に入れるべき字句のうち、正しいものを一つ選びなさい。

次のうち、塩化水素の乾燥剤として不適当なものは（　）である。

☐ 1．十酸化四リン（酸化リン（V））　2．濃硫酸
3．塩化カルシウム　4．シリカゲル
5．ソーダ石灰

【26】次の記述について、（　）の中に入れるべき字句のうち、正しいものを一つ選びなさい。

次のうち、ニンヒドリン反応において黄色に呈色するアミノ酸は（　）である。

☐ 1．アスパラギン酸　2．フェニルアラニン　3．グリシン
4．プロリン　5．メチオニン

【27】次の記述について、（　）の中に入れるべき字句のうち、正しいものを一つ選びなさい。

次のうち、不飽和の2価カルボン酸は（　）である。

☐ 1．プロピオン酸　2．吉草酸　3．マレイン酸
4．リノール酸　5．コハク酸

【28】次の記述について、（　）の中に入れるべき字句のうち、正しいものを一つ選びなさい。

次のうち、二酸化炭素分子の立体構造は（　）である。

☐ 1．直線形　2．正四面体形　3．三角錐形
4．正三角形　5．折れ線形

【29】次の記述について、（　）の中に入れるべき字句のうち、正しいものを一つ選びなさい。

次のうち、気体から液体となる状態変化は（　）である。

☐ 1．昇華　2．融解　3．蒸発
4．凝固　5．凝縮

【30】次の記述について、（　）の中に入れるべき字句のうち、正しいものを一つ選びなさい。

次のうち、カルボン酸とアルコールが脱水縮合して、化合物が生成する反応は、（　）である。

☐ 1．ジアゾ化　2．ニトロ化　3．エステル化
4．アセチル化　5．アルキル化

【31】次の化学結合に関する記述のうち、正しいものを選びなさい。

☐ 1．水素結合は、2個の原子がそれぞれ不対電子を出し合って、電子対をつくることによってできる結合である。
2．共有結合は、原子の周りを動き回る自由電子を仲立ちとしてできる結合である。
3．配位結合は、非共有電子対が一方の原子から他方の原子やイオンに提供されてできる結合である。
4．金属結合は、陽イオンと陰イオンとの間に働く静電気力（クーロン力）によってできる結合である。

【32】マンガンとその化合物の性質等に関する記述のうち、正しいものを一つ選びなさい。

☐ 1．マンガンは、周期表の7族に属する。
2．マンガン化合物のマンガンの酸化数は、＋2か＋5である。
3．酸化マンガンは、黒褐色の粉末で水によく溶ける。
4．過マンガン酸カリウムは、黄色の結晶で水によく溶ける。

【33】次のハロゲンに関する記述のうち、誤っているものを一つ選びなさい。

☐ 1．ハロゲンの単体は、いずれも二原子分子で有毒である。
2．原子番号の大きいものほど水と反応しやすい。
3．塩素とフッ素では、フッ素の方が酸化力が強い。
4．ヨウ素は、常温で黒紫色の固体である。

【34】原子とその構造に関する記述のうち、正しいものを一つ選びなさい。

☐ 1．原子核は、いくつかの陽子と電子からできている。
2．質量数が等しく、原子番号の異なる原子を互いに同位体という。
3．陽子と電子の質量は、ほぼ同じである。
4．原子番号は、原子核中の陽子の数である。

【35】次の有機化合物の生成反応に関する記述のうち、誤っているものを一つ選びなさい。

☐ 1．フタル酸を融点近くまで加熱すると、脱水がおこり、イソフタル酸が生成する。
2．カーバイドに水を加えると、加水分解がおこり、アセチレンが生成する。
3．エチレンと水素の混合気体を、熱した触媒上に通すと、水素付加がおこり、エタンが生成する。
4．冷却した塩化ベンゼンジアゾニウムの水溶液にナトリウムフェノキシドの水溶液を加えると、カップリングがおこり、p－ヒドロキシアゾベンゼンが生成する。

【36】次の油脂とセッケンに関する記述のうち、正しいものを一つ選びなさい。

☑ 1．油脂では、３価アルコールのグリセリンのヒドロキシ基が３つとも高級脂肪酸とエーテル結合している。

2．油脂に硫酸を加えて加熱すると、油脂はけん化されて、セッケンとグリセリンの混合物が得られる。

3．セッケンの水溶液は、塩基性である。

4．セッケンは、カルシウムイオンやマグネシウムイオンを多く含む硬水中では洗浄力が強くなる。

【37】窒素84gが、27℃、1.0×10^5Paのもとで占める体積は何Lか。当該気体を理想気体とする際、正しいものを一つ選びなさい。（原子量：N＝14、気体定数：8.3×10^3（Pa・L/（K・mol））とする。）

☑ 1．13.5L　2．24.9L　3．32.2L
4．52.8L　5．74.7L

【38】0.001mol/Lの水酸化ナトリウム水溶液のpHとして正しいものを一つ選びなさい。ただし、水溶液は25℃、水酸化ナトリウムの電離度は１とする。

☑ 1．10　2．11　3．12
4．13　5．14

【39】次の二つの熱化学方程式から、一酸化炭素の生成熱として正しいものを一つ選びなさい。

$$C（黒鉛）+ O_2 = CO_2 + 394kJ$$

$$CO + \frac{1}{2}O_2 = CO_2 + 283kJ$$

☑ 1．−172kJ　2．111kJ　3．172kJ
4．505kJ　5．677kJ

〔実地（性質・貯蔵・取扱い方法等）〕

【40】ホスゲンに関する記述について、正しいものの組み合わせを一つ選びなさい。

A．緑黄色の気体である。

B．ベンゼン、トルエン、酢酸に溶ける。

C．水により徐々に分解され、二酸化炭素と燐化水素が発生する。

D．樹脂、染料の原料に用いられる。

☐ 1．A、B　　2．A、C
　3．B、D　　4．C、D

【41】一水素二弗化アンモニウムに関する記述について、正しいものの組み合わせを一つ選びなさい。

A．無色斜方又は正方晶結晶で、水に溶ける。

B．水溶液はアルカリ性で、ガラス瓶に保管する。

C．目に入ると、粘膜が侵され、失明することがある。

D．臭いは無く、風解性である。

☐ 1．A、B　　2．A、C
　3．B、D　　4．C、D

【42】次の物質の性状等について、最も適当なものを一つずつ選びなさい。

☐ A．アクリルニトリル

☐ B．ジメチルジチオホスホリルフェニル酢酸エチル

☐ C．臭素

☐ D．トルエン

1．微刺激臭のある無色透明の液体であり、火災、爆発の危険性が強い。

2．赤褐色、揮発性の刺激臭を発する重い液体で、アルコール、エーテル、水に可溶。

3．芳香性刺激臭を有する赤褐色、油状の液体で、水、プロピレングリコールに不溶。

4．無色透明、可燃性のベンゼン様の臭気がある液体である。

5．無色または淡黄色の液体であり、皮膚刺激性がある。

【43】次の物質の毒性について、最も適当なものを一つずつ選びなさい。

□ A．アニリン

□ B．クロロホルム

□ C．スルホナール

□ D．弗化水素酸

1．嚥下吸入したときに、胃および肺で胃酸や水と反応してホスフィンを生成し、中毒症状を呈する。吸入した場合、頭痛、吐き気等の症状を起こす。

2．蒸気の吸入や皮膚からの吸収により血液に作用してメトヘモグロビンが形成され、急性中毒では、顔面、口唇、指先などにチアノーゼが現れる。

3．皮膚に触れた場合、激しい痛みを感じて、著しく腐食される。

4．脳の節細胞を麻酔させ、赤血球を溶解する。吸収すると、はじめは嘔吐、瞳孔の縮小、運動性不安が現れ、ついで脳及びその他の神経細胞を麻酔させる。

5．嘔吐、めまい、胃腸障害、腹痛、下痢または便秘などを起こし、運動失調、麻痺、腎臓炎、尿量減退、ポルフィリン尿として現れる。

【44】次の物質の用途について、最も適当なものを一つずつ選びなさい。

□ A．亜硝酸ナトリウム

□ B．エチルジフェニルジチオホスフェイト

□ C．四塩化炭素

□ D．（1R・2S・3R・4S）－7－オキサビシクロ［2・2・1］ヘプタン－2・3－ジカルボン酸（別名：エンドタール）

1．有機燐殺菌剤として使用される。

2．工業用にジアゾ化合物製造用、染色工場の顕色剤に使用される。

3．スズメノカタビラの除草に使用される。

4．洗浄剤及び種々の清浄剤の製造、引火性の弱いベンジンの製造などに応用され、また、化学薬品として使用される。

5．稲のツマグロヨコバイ、ウンカ類の駆除に使用される。

【45】次の物質の貯蔵方法に関する記述について、最も適当なものを一つずつ選びなさい。

☐ A．シアン化水素

☐ B．沃素

☐ C．黄燐

1．亜鉛または錫メッキをした鋼鉄製容器で保管し、高温に接しない場所に保管する。ドラム缶で保管する場合は、雨水が漏入しないようにし、直射日光を避け冷所に置く。本品の蒸気は空気より重く、低所に滞留するので、地下室など換気の悪い場所には保管しない。

2．少量ならば褐色ガラス瓶を用い、多量ならば銅製シリンダーを用いる。日光および加熱を避け、風通しのよい冷所に置く。極めて猛毒であるため、爆発性、燃焼性のものと隔離する。

3．空気にふれると発火しやすいので、水中に沈めて瓶に入れ、さらに砂をいれた缶中に固定して、冷暗所に保管する。

4．容器は、気密容器を用い、通風のよい冷所に保管する。腐食されやすい金属、濃塩酸、アンモニア水、テレビン油などは、なるべく引き離しておく。

【46】次の物質の漏えい又は飛散した場合の措置として、最も適当なものを一つずつ選びなさい。

☐ A．キシレン

☐ B．クロルピクリン

☐ C．2－イソプロピル－4－メチルピリミジル－6－ジエチルチオホスフェイト（別名：ダイアジノン）

1．付近の着火源となるものを速やかに取り除く。漏えいした液は土砂等でその流れを止め、安全な場所に導き、空容器にできるだけ回収し、そのあとを水酸化カルシウム等の水溶液を用いて処理し、中性洗剤等の界面活性剤を使用し、多量の水で洗い流す。

2．水酸化カルシウムを十分に散布して吸収させる。多量にガスが噴出した場所には、遠くから霧状の水をかけて吸収させる。

3．多量の場合、土砂等でその流れを止め、安全な場所に導き、液の表面を泡で覆いできるだけ空容器に回収する。

4．少量の場合、布で拭き取るか、又はそのまま風にさらして蒸発させる。多量の場合、土砂等でその流れを止め、多量の活性炭又は水酸化カルシウムを散布して覆い、至急関係先に連絡し専門家の指示により処理する。

▶▶正解＆解説

【1】3

〔解説〕A．「犯罪防止上」⇒「保健衛生上」。取締法第１条（取締法の目的）。

B．取締法第２条（定義）第１項。

C．食品添加物に関する規定はない。取締法第２条（定義）第２項。

D．取締法第２条（定義）第３項。

【2】1

〔解説〕指定令第２条（劇物）第１項。

C．メタクリル酸…25％以下を含有するものは劇物から除外される。

D．硝(しょう)酸…10％以下を含有するものは劇物から除外される。

【3】4

〔解説〕取締法 別表第１～第３。

A．燐(りん)化亜鉛…劇物。

B．燐化アルミニウムは普通物にあたり、毒物及び劇物に含まれない。「燐化アルミニウムとその分解促進剤とを含有する製剤」であれば、特定毒物に該当する。

【4】4

〔解説〕A．取締法第３条（毒物劇物の禁止規定）第２項。

B．「３日以内に」⇒「直ちに」。取締法第17条（事故の際の措置）第２項。

C．取締法第４条（営業の登録）第３項。

D．薬局の開設者であっても、毒物又は劇物の販売業の登録を受けなければ、毒物又は劇物を販売することができない。取締法第３条（毒物劇物の禁止規定）第３項。

【5】3

〔解説〕A．取締法第３条の２（特定毒物の禁止規定）第１～２項。

B．特定毒物研究者は、特定毒物を学術研究以外の目的に使用してはならない。取締法第３条の２（特定毒物の禁止規定）第４項。

C．特定毒物研究者は、特定毒物を譲り受け・譲り渡しができる。取締法第３条の２（特定毒物の禁止規定）第６項。

D．主たる研究所の所在地を変更した場合は、30日以内に都道府県知事にその旨を届け出なければならない。新たに許可を受ける必要はない。取締法第10条（届出）第２項第２号、施行規則第10条の３（特定毒物研究者の届出事項）第１号。

【6】3

〔解説〕取締法第３条の４（爆発性がある毒物劇物の所持禁止）、施行令第32条の３（発火性又は爆発性のある劇物）。ナトリウム、塩素酸塩類及びこれを含有する製剤（塩素酸塩類35％以上を含有するものに限る）のほか、亜塩素酸ナトリウム及びこれを含有する製剤（亜塩素酸ナトリウム30％以上を含有するものに限る）、ピクリン酸が規定されている。

【7】5

〔解説〕A．取締法第４条（営業の登録）第２項。

B．「厚生労働大臣」⇒「所在地の都道府県知事」。取締法第４条（営業の登録）第１項。

C．取締法第４条（営業の登録）第１項。

D．取締法第６条の２（特定毒物研究者の許可）第１項。

【8】2

〔解説〕A．「あらかじめ」⇒「30日以内」。取締法第10条（届出）第１項第２号。

B．登録を受けた毒物又は劇物以外のものを輸入しようとするときは、あらかじめ、登録の変更を受けなければならない。取締法第９条（登録の変更）第１項。

C．「廃止する日の30日前までに」⇒「廃止してから30日以内に」。取締法第10条（届出）第１項第４号。

D．施行令第35条（登録票又は許可証の書換え交付）第１項。

【9】4

〔解説〕取締法第12条（毒物又は劇物の表示）第２項第４号、施行規則第11条の６（取扱及び使用上特に必要な表示事項）第２号イ、ハ。

A＆B．いずれもDDVPを含有する製剤（衣料用の防虫剤に限る）を販売、授与する際に、容器及び被包に表示しなければならない事項である。施行規則第11条の６（取扱及び使用上特に必要な表示事項）第３号ハ、ニ。

【10】3

〔解説〕施行規則第４条の４（製造所等の設備）第１項、第２項。

A．規定されていない。

C．この規定は、販売業の店舗の設備の基準には適用されない。

【11】3

〔解説〕A．取締法第８条（毒物劇物取扱責任者の資格）第１項第１号。

B．取締法第７条（毒物劇物取扱責任者）第３項。

C．毒物劇物営業者は、自らが毒物劇物取扱責任者として、毒物又は劇物による保健衛生上の危害の防止に当たることができる。取締法第７条（毒物劇物取扱責任者）第１項。

D．取締法第７条（毒物劇物取扱責任者）第２項。

【12】5

〔解説〕取締法第12条（毒物又は劇物の表示）第２項第３号、施行規則第11条の５（解毒剤に関する表示）。有機燐（りん）化合物及びこれを含有する製剤たる毒物及び劇物は、解毒剤の名称を表示しなければならない。その解毒剤は、PAM及び硫（りゅう）酸アトロピンとする。

【13】2

〔解説〕取締法第13条（農業用の劇物）、施行令第39条（着色すべき農業用劇物）第１号、施行規則第12条（農業用劇物の着色方法）。燐化亜鉛又は硫酸タリウムを含有する製剤たる劇物については、あせにくい黒色で着色したものでなければ、農業用として販売、授与してはならない。

【14】2

〔解説〕取締法第14条（毒物又は劇物の譲渡手続）第１項第２～３号。

D．譲受人の年齢は、記載事項に要しない。

【15】1

〔解説〕施行令第40条の６（荷送人の通知義務）第１項。

【16】3

〔解説〕取締法第21条（登録が失効した場合等の措置）第１項。

【17】3

〔解説〕A．施行規則第13条の12（毒物劇物営業者等による情報の提供）第９号。

B．施行規則第13条の11（毒物劇物営業者等による情報の提供）。

C．既に当該毒物又は劇物の性状及び取扱いに関する情報の提供が行われている場合は、新たに情報提供する必要はない。施行令第40条の９（毒物劇物営業者等による情報の提供）第１項。

D．施行令第40条の９（毒物劇物営業者等による情報の提供）第１項、施行規則第13条の10（情報の提供の詳細）第１号。

【18】4

〔解説〕取締法第22条（業務上取扱者の届出等）第１項、施行令第41条、第42条（業務上取扱者の届出）各号。

A＆B．業務上取扱者の届出は必要ない。

C．施行令第41条第４号、第42条第３号。

D．施行令第41条第３号、施行令第42条第２号、別表第２。

【19】A…1　B…2

〔解説〕A．取締法第24条（罰則）第３号。

B．取締法第24条の２（罰則）第１号。

【20】3

〔解説〕核酸である物質は「アデニン」である。とは生物の細胞に存在する高分子化合物で、遺伝情報の伝達の中心的な役割を果たす。核酸にはリボ核酸（RNA）とデオキシリボ核酸（DNA）がある。アデニン$C_5H_5N_5$は、RNA、DNA両方に共通した塩基である。

【21】4

〔解説〕Asの元素記号で表される元素は「ヒ素」である。

１～３＆５．金Au、アンチモンSb、アスタチンAt、水銀Hg

【22】1

〔解説〕常温、常圧で空気より軽い気体は「NH_3アンモニア」である。

２～５．CO_2二酸化炭素、H_2S硫化水素、HCl塩化水素、SO_2二酸化硫黄は、常温、常圧で空気より重い気体である。

【23】3

〔解説〕常温、常圧で無臭の物質は「メタンCH_4」である。

１～２＆５．二酸化窒素NO_2、ギ酸HCOOH、フッ化水素HFは刺激臭をもつ。

４．酪酸エチル$C_6H_{12}O_2$はパイナップルのような果実香をもつ。

【24】4

〔解説〕硫化水素と反応した際、白色の沈殿物を生成する水溶液に含まれる金属イオンは、「Zn^{2+}亜鉛イオン」である。

硫化水素H_2Sに含まれる硫化物イオンS^{2-}と亜鉛イオンが反応し、硫化亜鉛ZnS（白色沈殿）を生成する。

１．硫化物イオンとCu^{2+}銅イオンが反応すると、硫化銅CuS（黒色沈殿）を生成する。

２．硫化物イオンとCd^{2+}カドミウムイオンが反応すると、硫化カドミニウムCdS（黄色沈殿）を生成する。

３．硫化物イオンとSn^{2+}スズイオンが反応すると、硫化スズ（Ⅱ）SnS（褐色沈殿）を生成する。

５．硫化物イオンとMn^{2+}マンガンイオンが反応すると、硫化マンガン（Ⅱ）MnS（淡赤色沈殿）を生成する。

【25】5

〔解説〕塩化水素HClの乾燥剤として不適当なものは「ソーダ石灰」である。ソーダ石灰（水酸化ナトリウムNaOHと酸化カルシウムCaOの混合物）は塩基性のため、酸性の塩化水素と中和反応を起こしてしまう。

１～４．十酸化四リン（酸化リン（Ⅴ））P_4O_{10}、濃硫酸H_2SO_4、シリカゲルSiO_2はいずれも酸性、塩化カルシウム$CaCl_2$は中性であり、酸性の塩化水素を乾燥させることができる。

【26】4

〔解説〕ニンヒドリン反応において黄色に呈色するアミノ酸は「プロリン」である。ニンヒドリン反応とは、ニンヒドリンとアミノ酸のアミノ基$-NH_2$が反応して、紫色を呈色することでアミノ基を検出する方法をいう。プロリンはアミノ基をもたないため紫色には呈色しないが、黄色には呈色する。

【27】3

〔解説〕不飽和の２価カルボン酸は「マレイン酸」である。マレイン酸$C_2H_2(COOH)_2$は、置換するカルボキシ基$-COOH$が２つ（２価）ある不飽和カルボン酸である。

1＆2．プロピオン酸CH_3CH_2COOH、吉草酸（きっそう）$CH_3(CH_2)_3COOH$…飽和１価カルボン酸

4．リノール酸$C_{17}H_{31}COOH$…不飽和１価カルボン酸

5．コハク酸$HOOC(CH_2)_2COOH$…飽和２価カルボン酸

【28】1

〔解説〕二酸化炭素分子CO_2の立体構造は「直線形」である。無極性分子。

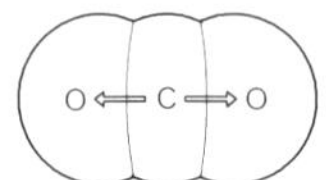

【29】5

〔解説〕気体から液体になる状態変化は「凝縮」である。

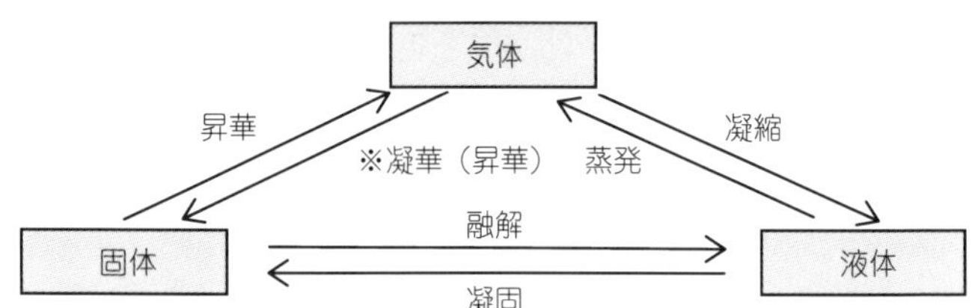

※これまでは「固体から気体への変化」と「気体から固体への変化」は、どちらも「昇華」とされていたが、日本化学会の提案や学習指導要領の改訂により、気体から固体への変化を『凝華（ぎょうか）』とするように変更されている場合がある。本書では今後の出題表記が変更されることを考慮して、新旧表記いずれも併記する。

【30】3

〔解説〕カルボン酸とアルコールが脱水縮合して、化合物が生成する反応は、「エステル化$R^1-COO-R^2$」である。

1．ジアゾ化…$-N^+\equiv N$の構造をもつジアゾニウム塩をつくる反応。

2．ニトロ化…水素原子がニトロ基$-NO_2$で置換される反応。

4．アセチル化…有機化合物にアセチル基CH_3CO-を結合させる反応。

5．アルキル化…有機化合物の水素原子がアルキル基（アルカンからHを1つ除いてできる炭化水素基をいい、メチル基$-CH_3$などがある）で置換される反応。

【31】3

〔解説〕1．選択肢は「共有結合」に関する記述である。水素結合は、電気陰性度の大きい原子（フッ素F、酸素O、窒素N）の間に水素原子が仲立ちし、隣接する分子同士が引き合う結合である。

2．選択肢は「金属結合」に関する記述である。

4．選択肢は「イオン結合」に関する記述である。

【32】1

〔解説〕マンガンMnは、周期表の7族に属する金属元素で、遷移元素である。

2．マンガン化合物のマンガンの酸化数は、－3から＋7のものがある。

3．酸化マンガンは、種類によって色や形状が異なる。

4．過マンガン酸カリウム$KMnO_4$は、常温で暗紫色の結晶で水によく溶ける。

【33】2

〔解説〕ハロゲンはいずれも陰イオンになりやすく、原子番号が「小さい」ものほど酸化力が大きく、水H_2Oと反応しやすい。ただし、ヨウ素I_2は水とほとんど反応しない。

1．ハロゲンの単体（フッ素F_2、塩素Cl_2、臭素Br_2、ヨウ素I_2、アスタチンAt_2）は、いずれも二原子分子で有毒である。

3．酸化力が強い順に、フッ素 ＞ 塩素 ＞ 臭素 ＞ ヨウ素 ＞ アスタチンとなる。

【34】4

〔解説〕1．原子核は、正の電荷をもつ陽子と、電荷をもたない中性子からできている。

2．原子番号が等しく、質量数の異なる原子を互いに同位体（アイソトープ）という。

3．陽子と中性子の質量は、ほぼ同じである。

【35】1

〔解説〕フタル酸を融点近くまで加熱すると、脱水がおこり、「無水フタル酸」が生成する。イソフタル酸はm－キシレンをクロム酸で酸化すると生成する。

2．反応式：$CaC_2 + 2H_2O \longrightarrow Ca(OH)_2 + C_2H_2$

カーバイド（炭化カルシウム）に水を加えると加水分解がおこり、水酸化カルシウムとアセチレンが生成する。

3．アセチレン$CH \equiv CH$に白金Ptやニッケル Niを触媒として水素H_2を付加するとエチレン$CH_2=CH_2$となり、さらにエチレンに白金やニッケルを触媒として水素を付加するとエタンCH_3-CH_3が生成する。

4. 反応式は以下のとおり。

$C_6H_5N \equiv N^+Cl^- + C_6H_5ONa \longrightarrow C_6H_5-N \equiv N-C_6H_4OH + NaCl$

橙赤色のp－ヒドロキシアゾベンゼンと塩化ナトリウムを生成する。カップリングとは、芳香族ジアゾニウム塩からアゾ化合物をつくる反応のことをいう。

【36】3

〔解説〕セッケンは弱酸と弱塩基の塩で、水溶液中では一部加水分解し弱塩基性を示す。

1．油脂では、３価アルコールのグリセリン$C_3H_5(OH)_3$のヒドロキシ基－OHが３つとも高級脂肪酸R-COOHと「エステル結合」している。

2．油脂に「水酸化ナトリウム水溶液NaOH」を加えて加熱すると、油脂はけん化されて、「脂肪酸」とグリセリンの「ナトリウム塩」が得られる。これをセッケンという。

4．セッケンは、カルシウムイオンCa^{2+}やマグネシウムイオンMg^{2+}と反応して水に難溶性の塩をつくるため、これらのイオンを多く含む硬水中や海水では洗浄力が「弱く」なる（泡立ちが悪くなる）。

【37】5

〔解説〕理想気体の状態方程式　$PV=nRT$を使って解く。

求める体積Vをxとし、窒素N_2の分子量は14×２＝28なので、窒素84gは84／28＝３molとなる。また、絶対温度Tは27℃＝300K（27＋273）となる。

$1.0\times10^5Pa\times x\,L = 3\,mol\times8.3\times10^3\,(Pa\cdot L/(K\cdot mol))\times300K$

$$x\,L = \frac{3\times8.3\times10^3\times300}{1.0\times10^5}$$

$$= \frac{7470\times10^3}{1.0\times10^5}$$

$$x = 74.7L$$

【38】2

〔解説〕電離度は、電解質のうち電離しているものの割合を示す。電離度が１である場合、水に溶解した電解質のうちの全てが電離していることになる。

水酸化ナトリウム水溶液中の水酸化物イオン濃度［OH^-］は、

$1\times0.001mol/L = 1.0\times10^{-3}mol/L$

水のイオン積［H^+］［OH^-］$=1.0\times10^{-14}\,(mol/L)^2$より、水素イオン濃度は、

$$[H^+] = \frac{1.0\times10^{-14}\,(mol/L)^2}{1.0\times10^{-3}mol/L} = 1.0\times10^{-11}mol/L \quad \Rightarrow pH11となる。$$

【39】2

〔解説〕求める一酸化炭素COの生成熱をQとすると、焼熱の熱化学方程式は、

C（黒鉛）＋ $\frac{1}{2}O_2$＝CO ＋ QkJとなる。

C（黒鉛）＋ O_2＝CO_2 ＋ 394kJ …①

CO ＋ $\frac{1}{2}O_2$＝CO_2 ＋ 283kJ …②

①−②より、C − CO ＋ $\frac{1}{2}O_2$＝111kJ ⇒ C ＋ $\frac{1}{2}O_2$＝CO ＋ 111kJ。

従って、Q＝111kJとなる。

※日本化学会の提案や学習指導要領の改訂により、熱化学方程式は廃止されて『エンタルピー変化』を使用するようになる。本書では今後の出題に反映されることを考慮して注意喚起を掲載する。なお、この問題は出題時のまま熱化学方程式を使用している。

※以下、物質名の後に記載されている［ ］は、物質を見分ける際に特徴となるキーワードを表す。

【40】3

〔解説〕ホスゲン$COCl_2$［ベンゼン、トルエン、酢酸に溶ける］［樹脂、染料の原料］

A.「無色」の気体（窒息性ガス）である。

C. 水により徐々に分解され、二酸化炭素CO_2と「塩化水素HCl」が発生する。

$COCl_2 + H_2O \longrightarrow CO_2 + 2HCl$

【41】2

〔解説〕一水素二弗（ふっ）化アンモニウムNH_4HF_2［無色斜方又は正方晶結晶］［水に溶ける］［失明］

B. 水溶液は「酸性」で、「大部分の金属、ガラス、コンクリート等を激しく腐食」する。

D. わずかに「酸の臭い」を有し、「潮解性」である。

【42】A…1 B…3 C…2 D…4

〔解説〕A. アクリルニトリルCH_2＝CHCN［無色透明の液体］［火災、爆発の危険性が強い］

B. ジメチルジチオホスホリルフェニル酢酸エチル（PAP、フェントエート）$C_{12}H_{17}O_4PS_2$［芳香性刺激臭を有する赤褐色］［油状の液体］

C. 臭素Br_2［赤褐色］［揮発性の刺激臭を発する重い液体］

D. トルエン$C_6H_5CH_3$［ベンゼン様の臭気がある液体］

選択肢5は［無色または淡黄色の液体］［皮膚刺激性］から、クロルスルホン酸$ClSO_3H$が考えられる。

【43】A…2　B…4　C…5　D…3

〔解説〕A．アニリン$C_6H_5NH_2$［メトヘモグロビンが形成］［チアノーゼ］

B．クロロホルム$CHCl_3$［脳の節細胞を麻酔］［赤血球を溶解］［神経細胞を麻酔］

C．スルホナール$C_7H_{16}O_4S_2$［ポルフィリン尿］

D．弗（ふっ）化水素酸HF aq［皮膚に触れた場合、激しい痛み］［著しく腐食］

選択肢1は［胃酸や水と反応してホスフィンを生成］から、燐（りん）化亜鉛Zn_3P_2が考えられる。

【44】A…2　B…1　C…4　D…3

〔解説〕A．亜硝（しょう）酸ナトリウム$NaNO_2$［ジアゾ化合物製造］［染色工場の顕色剤］

B．エチルジフェニルジチオホスフェイト（EDDP）$C_{14}H_{15}O_2PS_2$［有機燐殺菌剤］

C．四塩化炭素CCl_4［洗浄剤及び種々の清浄剤の製造］［引火性の弱いベンジンの製造］

D．エンドタール$C_8H_{10}O_5$［スズメノカタビラの除草］

選択肢5は［稲のツマグロヨコバイ、ウンカ類の駆除］より、BPMC（フェノブカルブ）$C_{12}H_{17}NO_2$と考えられる。

【45】A…2　B…4　C…3

〔解説〕A．シアン化水素HCN［少量ならば褐色ガラス瓶］［多量ならば銅製シリンダー］［極めて猛毒］

B．沃（よう）素I_2［腐食されやすい金属、濃塩酸、アンモニア水、テレビン油などは、なるべく引き離しておく］

C．黄燐P_4［水中に沈めて瓶に入れる］［砂をいれた缶中に固定］

選択肢1は［亜鉛または錫メッキをした鋼鉄製容器］［蒸気は空気より重く、低所に滞留］より、四塩化炭素CCl_4と考えられる。

【46】A…3　B…4　C…1

〔解説〕A．キシレン［液の表面を泡で覆う］

B．クロルピクリン$CCl_3(NO_2)$［至急関係先に連絡し専門家の指示により処理］

C．ダイアジノン$C_{12}H_{21}N_2O_3PS$［水酸化カルシウム等の水溶液］［中性洗剤等の界面活性剤］

選択肢2は［水酸化カルシウムを散布］［ガスは遠くから霧状の水をかけて吸収］より、塩素Cl_2と考えられる。

お知らせ

毒物劇物取扱者試験対策の**無料追加コンテンツ**を、弊社ホームページにて公開しています。

公開している無料追加コンテンツは、毒物劇物取扱者試験の**実地（性状・貯蔵・取扱い方法等）内容**の**暗記用キーワード一覧表**です。

また、スマートフォンアプリを使用して暗記学習ができるように、PDF ファイルを用意しました。

毒物劇物取扱者 過去実施問題から **ID、パスワード**を入力し、キーワード一覧表の **PDF ファイルをダウンロード**し、保存したファイルをアプリでご使用ください。

使用するスマートフォンアプリでは、覚えたい単語などを隠しながら学習し、暗記学習に使う赤シートと同じ様に**赤い文字を隠すことができます**。赤シートで隠して、表示して確認するという従来の学習法を実現するためのアプリです。

対応するスマートフォンアプリはこちらになります。

i-暗記シート -写真で作る問題集-

ファイル数10まで、またはPDFファイル10ページまで無料で利用できます。それ以上の使用や広告表示削除は、課金が必要（120円～）となります。

iOS 

Android 

使用方法 

●無料／対応OS：iOS、Android／リリース元：DAISUKE KAWAMURA

イルカの暗記シート

i - 暗記シートを全面的に作り直した、イルカの暗記シートです。ライセンスを購入（180円～）することで更に機能を充実することができます。

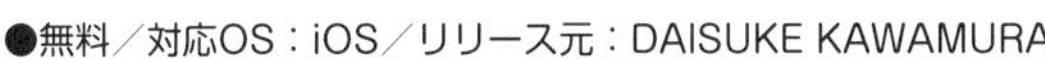
●無料／対応OS：iOS／リリース元：DAISUKE KAWAMURA

iOS 

使用方法 

書籍の訂正について

本書の記載内容に訂正がある場合は、弊社のホームページに掲載致します。

URL：https://kouronpub.com/book_correction.html

毒物劇物取扱者試験　問題集
令和５年版　関西＆中部編

■発行所　株式会社　公論出版

〒110-0005 東京都台東区上野 3-1-8

TEL（販売）03-3837-5745　（編集）03-3837-5731

■定　価　１６５０円　送料３００円（共に税込）

■発行日　令和５年２月 10 日

ISBN　978-4-86275-237-6